AF536861

DIE GROSSE ABNEHMBIBEL

Die effektivsten Strategien für überwältigende Abnehmerfolge - Erreichen Sie mit diesem motivierenden Fit & Schlank Programm Ihre körperlichen Ziele ganz einfach in Rekordzeit

INHALT

Der Wunsch der Wünsche

Einmal durch das Fernsehprogramm geschaltet oder aufmerksam auf die Titelseiten der Magazine geschaut, wird man von einer Botschaft regelrecht überflutet: Abnehmen gehört zum guten Ton. Unzählige Varianten bekommt man dafür vorgeschlagen – ob Diät-Pillen, Kohlsuppen-Kur oder Abnehmen im Schlaf. Da kann man leicht den Überblick verlieren und an ein ineffektives oder im schlimmsten Fall sogar schädliches Produkt geraten. Doch woher kommt eigentlich der ständige Wunsch nach der schlanken Linie?

Es gibt fast keinen Menschen, egal ob jung oder alt, Mann oder Frau, der sich nicht schon einmal morgens vor dem Spiegel gedreht und etwas skeptisch die Stirn gerunzelt hat. Die Vorstellung des idealen Körperbilds hat sich über die Jahrhunderte gewandelt. Was früher als Zeichen des Wohlstands galt, wird heute schnell mit Maßlosigkeit und mangelnder Selbstdisziplin gleichgesetzt. Eine gute körperliche Verfassung wird mit Gesundheit und Agilität verbunden und Hollywood trägt sein Übriges dazu bei, dass insbesondere Frauen möglichst schlank aussehen möchten und Männer möglichst muskulös.

Schnell wird zu radikalen Maßnahmen gegriffen, um diesem Ziel etwas näher zu kommen. Diätpillen und Abnehmprogramme gibt es schließlich wie Sand am Meer und die Nachfrage an solchen Produkten ist hoch. Doch was taugen sie wirklich? Wie gesund sind sie und ist man tatsächlich glücklicher und zufriedener mit ein paar Kilos weniger auf der Waage? Dieser Frage mit all ihren Lösungsansätzen widmen sich die nächsten Kapitel.

Doch Achtung, Spoiler: Eine Universallösung gibt es nicht für die breite Masse. Bevor man sich mit den Produkten und Diäten der

Abnehmindustrie beschäftigt, muss jeder für sich selbst vorab ein paar wichtige Fragen beantworten. Wenn man vor dem Projekt „Abnehmen" nämlich kein genaues Ziel vor Augen hat und nicht realistisch einschätzen kann, wie viel Zeit für Sport und Kochen aufgewendet werden kann, wird es nicht lange dauern, bis man vom Smoothie wieder zur Cola umsteigt. Auch die Frage nach dem Typ Mensch, der man ist, sollte man sich vorher beantworten können. Fällt es Ihnen leicht, sich auf neue Gewohnheiten einzustellen? Kochen Sie ohnehin schon gern und entscheiden nicht immer zwanzig Minuten vor dem großen Hunger, was Sie essen möchten? Diese und weitere Fragen helfen bei der Analyse, welche Abnehmstrategie am besten langfristig zu Ihnen passt.

WELCHER TYP SIND SIE?

1. Wie oft kochen Sie durchschnittlich für sich?

A: Gar nicht. Kochen macht mir keinen Spaß oder mir fehlt gänzlich die Zeit.

B: Je nach Möglichkeit 1-2 Mal pro Woche.

C: Jeden Tag. Ich habe dahingehend schon eine Routine und/oder koche sehr gern.

Schauen Sie in Ihren Kühlschrank.

2. Wie ist das Verhältnis zwischen Obst/Gemüse und Pudding/Pizza/Cola?

A: Da ich gern schnell essen möchte, weil ich keine Zeit/keine Lust zum Kochen habe, besitze ich viele Fertigprodukte.

B: Es ist relativ ausgewogen. Für circa 2 Mahlzeiten, die vorgeplant sind, finden sich frische Lebensmittel, neben kleinen Belohnungen für meine

Mühen.

C: Da ich sehr gern plane, was ich die Woche über esse, sind hauptsächlich frische Zutaten und Fisch und Fleisch im Kühlschrank.

3. Wie viel Bewegung haben Sie bereits in Ihrem Alltag und wie viel Bewegung möchten Sie noch integrieren?

A: Ich habe noch keinen Sport gefunden, der mir so viel Spaß macht, dass ich ihn regelmäßig einbinde/ habe keine Zeit für Sport und stehe/sitze auf der Arbeit viel.

B: Hin und wieder bewege ich mich – entweder mehr im Job oder ich gehe joggen/klettern/mache Yoga oder Ähnliches.

C: Ich bewege mich entweder sehr viel im Job oder habe bereits einen festen Rhythmus in meinem Trainingsprogramm, sodass ich mich mindestens alle zwei Tage überdurchschnittlich viel bewege.

4. Wie steht es um Ihre Motivation? Möchten Sie lediglich Ihre ideale Sommerfigur erreichen oder langfristig Fett verlieren/Muskeln aufbauen?

A: Langfristig abzunehmen wäre schön, aber primär geht es mir darum, für einen bestimmten Zeitraum in Form zu kommen (Sommer, Hochzeit, ähnlicher Anlass).

B: Ich möchte mein aktuelles Gewicht permanent um ein paar Kilos reduzieren und bin bereit, mir dafür langfristig neue Gewohnheiten anzueignen.

C: Mir geht es hauptsächlich darum, mehr Muskelmasse und Definition aufzubauen. Dafür muss allerdings zwangsläufig Körperfett reduziert werden, damit die Muskeln besser sichtbar sind.

5. Können Sie sich alleine für Sport motivieren oder brauchen Sie dafür mehrere Leute/beste Freunde?

A: Alleine fällt es mir eher schwer, weil ich bisher noch nicht wirklich in einen festen Sport eingebunden bin, da mir entweder die Motivation oder die Zeit dazu fehlt.

B: Das hängt von meiner Tagesform ab. Wenn der Sport nicht langweilig wird, kann ich mich auch alleine motivieren, aber in der Gruppe wird man immer etwas mehr mitgezogen.

C: Da ich schon eine feste Sportroutine habe, mangelt es nur selten an der Motivation, unabhängig davon, ob mich eine feste Gruppe umgibt oder ich alleine trainiere.

6. Wie viel Erfahrung bringen Sie bereits aus verschiedenen Sportarten mit?

A: Bisher konnte ich mich für Sport relativ wenig erwärmen oder habe es immer als nötig aber nicht Spaß bringend empfunden.

B: Das ein oder andere an Sportarten habe ich bisher schon gemacht. Sport hat mir in den unterschiedlichen Phasen meines Lebens immer mal mehr, mal weniger Spaß gemacht, hatte aber öfter einen Platz in meinem Alltag, als dass er nicht vorhanden war.

C: Sport hat schon immer zu mir gehört. Er war zwar mal mehr, mal weniger präsent, aber ich habe ihn stets als Hobby wahrgenommen und mich nicht verpflichtet gefühlt, ihn zu betreiben.

Auflösung

Überwiegend „A“:

Sie müssen sowohl in Sachen Ernährung, als auch beim Thema Sport noch eine feste Routine finden, weil Sie sich entweder das erste Mal das Ziel setzen, abzunehmen, oder beruflich so stark eingebunden sind, dass Sie noch die nötige Hilfestellung brauchen, um Ihre Wünsche im Alltag angreifen zu können. Das ist gar kein Problem. Ein harter Bruch mit Ihren bisherigen Abläufen wäre für Sie aktuell nicht zielführend. Wichtiger ist es, sich Schritt für Schritt an neue Gewohnheiten heranzutasten. Wer jetzt von heute auf morgen nur noch gesund essen möchte und jeden Tag trainieren will, obwohl der Körper vorher nicht daran gewöhnt wurde, wird nicht besonders lange durchhalten.

Wählen Sie daher ein Ernährungsmodell, bei dem Sie keine zu starke Umstellung Ihrer bisherigen Gewohnheiten in Kauf nehmen müssen. Ein guter Einstieg wäre für Sie beispielsweise das **Intervallfasten**. Mehr dazu finden Sie unter dem entsprechenden Kapitel. So können Sie weitestgehend so weiter essen wie bisher, müssen sich nicht zu viel Zeit zum Vorkochen schaffen und können trotzdem schnell zu Ergebnissen gelangen.

Das gilt genauso für den Fitnessbereich. Ihr Ziel sollte für den Anfang sein, sich entweder für ein Probetraining in einem gruppenorientierten Sport anzumelden oder sich einen festen Trainingspartner zu suchen, mit dem Sie die Trainingseinheiten absolvieren können und der Erfolg des Trainings nicht alleine von Ihrer Motivation abhängig ist. Jemand, der anleitet und Ihnen grundlegende Abläufe für Übungen zeigt, ist momentan wichtig, bis Sie eine Grundfitness und Struktur in Ihre neuen Gewohnheiten gebracht haben.

Neben dem Fitnessstudio eignen sich dafür vor allem Sportarten wie Boxen, Crossfit, Lacrosse, Volleyball oder Power-Yoga. Wichtig ist, dass Sie etwas finden, was Ihnen wirklich Spaß macht. Für Menschen, die beruflich stark eingebunden sind und viel reisen müssen, empfehlen sich Sportarten, bei denen Drop-Ins in Vereinen

anderer Städte oder Fitnessstudios möglich sind. Mehr dazu finden Sie unter dem jeweiligen Kapitel.

Überwiegend „B“:

Sie verfügen bereits über Grundwissen in den Bereichen Ernährung und Fitness und brauchen eigentlich nur noch in beiden Bereichen das für Sie beste Modell, um durchzustarten. Abhängig von Ihren Präferenzen, können Sie zwischen verschiedenen Ernährungsmodellen wählen, die sich gut in Ihren Alltag integrieren lassen würden. Essen Sie gern viel Fleisch oder Fisch oder sind Sie vielleicht Vegetarier oder Veganer und benötigen daher viele Proteinquellen aus Gemüse und Ersatzprodukten?

Für jeden gibt es ein passendes Modell. Da Sie dauerhaft etwas Körperfett und Gewicht reduzieren möchten, ist es ratsam, neue Gewohnheiten Schritt für Schritt zu integrieren und den Übergang so angenehm wie möglich zu machen. Verzichten Sie nicht von jetzt auf gleich auf alles, was Sie vorher gern gegessen haben. Entscheiden Sie sich beispielsweise für die Low Carb-Diät und waren bisher ein großer Liebhaber von Kohlenhydraten, dann lassen Sie diese nicht von heute auf morgen gänzlich weg, sondern binden Sie die geliebten Lebensmittel in kleinen Teilen mit ein und reduzieren diese fortwährend.

Wichtig ist dabei gerade zu Anfang, dass Sie sich die Zeit nehmen, um Ihre Mahlzeiten für außer Haus vorzukochen, um nicht in Versuchung zu gelangen, die neuen Gewohnheiten immer mal wieder auszusetzen. Machen Sie sich den Zugang zu den angepassten Mahlzeiten so leicht wie möglich, bis Sie eine Routine entwickelt haben.

Beim Thema Sport verhält es sich ähnlich. Setzen Sie auf etwas, bei dem Sie sich im Vorfeld schon vorstellen können, langfristig Spaß daran zu haben, damit Sie sich nicht nach der Anfangseuphorie geißeln und die körperliche Betätigung nur noch als unnötigen Stress empfinden.

Abhängig von Ihren bisherigen Erfahrungen können Sie sich

sowohl an gruppenorientierte Sportarten und Kurse halten als auch an Einzeltraining im Fitnessstudio oder Ähnlichem.

Überwiegend „C":

Da Sie bereits eine gute Routine in Ernährung und Fitness besitzen, müssen Sie nur noch Feinheiten in Ihren bisherigen Gewohnheiten ändern, um ans gewünschte Ziel zu gelangen. Bei den verschiedenen Ernährungsmodellen haben Sie im Prinzip freie Wahl und können, je nach Bedarf, für den Anfang ein paar Tage pro Woche mit angepasster Ernährung zum Antesten einbinden. Da Sie bereits regelmäßig trainieren, reicht es unter Umständen schon aus, weniger Kalorien aus Kohlenhydraten und Fetten aufzunehmen als bisher und dafür verstärkt auf eiweißhaltigere Lebensmittel umzusteigen, um Ihre bisher antrainierten Muskeln weiter zu versorgen.

Testen Sie doch beispielsweise, 3 Mal pro Woche auf Kohlenhydrate zu verzichten und dafür verstärkt auf Fisch, Fleisch und Gemüse zu setzen.

Eine kleinere Eiweiß-Diät mit flexiblen Rahmenbedingungen, wenn man so möchte. Die Tage können Sie beliebig an Ihre Wochenpläne anpassen und je nach Resultat mehr oder weniger auf eine kohlenhydratärmere Ernährung setzen.

Wenn Sie bereits ein festes bestehendes Sportprogramm haben, was sich für Ihre physische und psychische Gesundheit gut anfühlt, ändern Sie nichts.

Die größten Diätfallen

Im Alltag gibt es einige gut getarnte Stolperfallen, die das Abnehmen erschweren. Glücklicherweise lassen sich die meisten umgehen, wenn man sie sich erst einmal bewusst gemacht hat.

ZU WENIG SCHLAF

Schlaf ist die Quintessenz der Regeneration. Das gilt sowohl für Ihre mentale Balance als auch für Ihre physische. Wer seinem Körper dauerhaft nicht mit ausreichend Schlaf versorgt, bringt sich selbst in eine Art Energiesparmodus. Das bedeutet, dass im Körper Alarmsignale ausgesendet werden, und er mit Konzentrationsschwäche und Hungerschüben reagiert. Wer nicht darauf achtet, sein System ausreichend zu regenerieren, wird mehr Probleme dabei haben, seine Routine aufrechtzuerhalten und die Motivation für Training und Ernährung beizubehalten.

Das bedeutet natürlich nicht, dass Sie jeden Tag 10 Stunden im Bett verbringen sollten. Ein guter Schlaf sollte zwischen dem 26. bis 65. Lebensjahr bei 7 - 9 Stunden liegen. Ein Minimum von 6 Stunden gilt als maßgeblich, um das System mit ausreichend Ruhe zu versorgen. Je nach Alter variiert die empfohlene Schlafdauer. Jüngere Menschen müssen in der Regel mehr Eindrücke und Hormone verarbeiten und benötigen dementsprechend etwas mehr Schlaf, während ältere Menschen mit weniger Schlaf auskommen.

Diese Tipps helfen dabei, Ihren Schlaf zu optimieren:

1. Schaffen Sie sich regelmäßige Zubettgeh-Zeiten. Am Wochenende kann es natürlich auch etwas länger gehen, aber wer unter der Woche jeden Tag um 10 ins Bett geht und am Wochenende regelmäßig bis 3 Uhr nachts wach bleibt, erschwert sich das Beibehalten seines Bio-Rhythmus.

2. Implementieren Sie ein regelmäßiges Ritual, bevor Sie schlafen gehen. Und nein, damit ist nicht nur das Zähneputzen gemeint. Es kann beispielsweise helfen, eine halbe Stunde, bevor die Lichter ausgehen, zu lesen, sich eine To-Do-Liste für den nächsten Tag zu schreiben, um den Kopf zu sortieren, oder den Körper ausgiebig zu dehnen. All das beruhigt Ihr System und signalisiert dem Körper auf lange Sicht, dass er sich auf die kommende Schlafenszeit einstellen kann.

3. Bewegen Sie sich ausreichend. Wer seinen Körper und den Puls, über den Tag verteilt, nicht einmal vernünftig nach oben bringt, hält ihn in einem permanenten Ruhemodus. Das erschwert das Einschlafen, während ein ausreichend bewegter Körper eine angebotene Ruhephase sehr gern annehmen wird.

4. Vermeiden Sie kurz vor dem Zubettgehen störende Einflüsse. Grelles Licht und laute Geräusche erschweren Ihnen den Übergang in die Ruhephase. Das gilt auch für Elektronik. Handy, Laptop und Co. senden blaue Wellenlängen, die wir optisch zwar nicht wahrnehmen, welche den Photorezeptoren auf unserer Netzhaut allerdings signalisieren, dass es Tag ist und diese so die Produktion für das schlaffördernde Hormon Melatonin hemmen.

Soziales Umfeld

Im Volksmund gibt es die Faustregel „Dicke Freunde machen dick“. So oberflächlich das zunächst auch klingen mag, unwahr ist es nicht. Andersherum funktioniert es genauso. Unser soziales Umfeld färbt mit seinem Essverhalten stark auf uns ab und prägt subtil unser Körperbild, wie Forscher der Universität Harvard herausfanden. Dabei ist die Stärke der Bindung ausschlaggebend. Würde Ihr bester Freund oder Ihre beste Freundin in den nächsten Monaten beispielsweise 5 Kilo zu- oder abnehmen, würden Sie diese Gewichtsveränderung bei sich selbst deutlich weniger hinterfragen. Das soll nicht heißen, dass Sie Ihren Freundeskreis jetzt aufgrund Ihres persönlich favorisierten Körperbilds sortieren sollten, allerdings ist es gut, hin und wieder ein Auge darauf zu haben, ob Sie gerade in Gruppen essen, weil Sie selbst hungrig sind, oder weil Sie lediglich das Verhalten der anderen spiegeln.

SOZIALES ANSEHEN

Auch das klingt zunächst sehr oberflächlich, ist allerdings eine tiefenpsychologische Reaktion auf unser Selbstbild. Wer sich sozial weniger angesehen fühlt, sei es im Freundeskreis, im Job, in der Schule oder in der Beziehung, nimmt schneller zu. Man nimmt unbewusst eine „Eh-egal"-Einstellung ein. Psychohygiene ist deshalb ein maßgeblicher Faktor für den kontinuierlichen Erfolg beim Abnehmen. Wer mit sich im Reinen ist und Abnehmen im gesunden Maß als heilsam und nicht bestrafend empfindet, wird damit dauerhaft weitaus besser zurechtkommen.

Aus psychologischer Sicht sind wir genau deshalb an den Tagen, in denen wir uns schlecht fühlen oder eventuell eine depressive Phase haben, eher verlockt, uns mit kalorien- und zuckerhaltigen Lebensmitteln „aufzupushen". Wer sich nicht gut fühlt, sendet über diese Lebensmittel temporär belohnende und leistungssteigernde Signale an sein Gehirn, was sich nach Abflachen des Effekts – ähnlich wie bei der Einnahme von Drogen – allerdings noch unangenehmer auf unsere Psyche auswirkt. Diesen Effekt kann man in Deutschland vor allem oft im Winter beobachten, wenn zu lange keine Sonne geschienen hat.

GROßE PORTIONEN – GROßER GEWICHTSZUWACHS

In der Theorie funktioniert der Vorgang der Nahrungsaufnahme sehr einfach. Wir fühlen uns hungrig, wir essen bis wir satt sind, und sobald wir satt sind, verlieren die Mahlzeiten ihren Reiz. In der Praxis kommt es häufig vor, dass wir diesen Mechanismus durch diverse Faktoren ausschalten können. Das betrifft zum einen optische Reize.

Wir sind daran gewöhnt, ein Sättigungsgefühl zu erwarten, sobald wir unsere Teller geleert haben. Hier wäre die einfachste Vorgehensweise, um sich vor dem Übersättigen zu schützen, auf kleinere Teller umzusteigen. Wer sich sein Sättigungsgefühl abtrainiert hat und sich immer wieder auch nach geleertem Teller Nachschub holt, kann sich an die 20-Minuten-Regel halten. Das ist die benötigte Zeit des Systems, um aufgenommene Nahrung weiterzuverarbeiten und Impulse an das Gehirn weiterzuleiten, dass die Nahrungsspeicher vorläufig aufgefüllt sind.

Wer auch trotz Sättigungsgefühl noch den Drang verspürt, zu essen, dem kann es helfen, sich in der ersten Zeit des „Nahrungsentzugs“ abzulenken. Gehen Sie spazieren, eine Runde laufen oder erledigen Sie Arbeiten, die Sie schon länger aufschieben. Sobald sich der Magen an die kleineren Portionen gewöhnt hat, werden Sie den andauernden Drang zu essen weitaus weniger wahrnehmen.

HABEN SIE GEREGELTE PLÄTZE OHNE ABLENKUNG FÜR IHRE MAHLZEITEN

Das schließt beispielsweise den Arbeitsplatz oder die Couch vorm Fernseher aus. Das hat zwei Gründe. Zum einen tendieren wir dazu, mehr und kopfloser zu essen, wenn wir uns nebenbei ablenken lassen. Zum anderen schaffen wir an diesen Plätzen eine Assoziation zum Essen, wenn dort regelmäßig Mahlzeiten eingenommen werden. Das hat den unpraktischen Nebeneffekt, dass man bei einem Filmabend auf der Couch das Signal vermittelt bekommt, dass etwas gegessen werden sollte, selbst wenn man eigentlich gar keinen Hunger hat. So provoziert man den allseits beliebten Griff zur Schokolade oder Chipstüte. Mit dem Arbeitsplatz verhält es sich genauso. Wir verbringen dort einen ziemlich großen Teil des Tages, und wenn der Kopf darauf abgerichtet ist, diesen Ort mit Essen zu verbinden, wird es schwer, sich auszubremsen. Leichter ist es, wenn man seine Mittagspause in einem separaten Raum verbringt.

JE MEHR LEUTE AM TISCH, DESTO MAẞLOSER WIRD MAN

Wer sich zu Tisch in guter und vor allem großer Gesellschaft befindet, tendiert dazu, sich mehr auf den Teller zu füllen. Auch das liegt am sogenannten „Mirror-effect". So lange wir unser Gegenüber essen sehen, verspüren wir den Drang, auch zu essen. Wenn alle mit leeren Tellern dasitzen und noch Essen auf dem Tisch steht, greift man weniger schnell zu Nachschlag, als wenn es uns vorgemacht wird.

Auch unsere Umgebung hat Einfluss auf die aufgenommene Menge an Essen. Bei entspannter Musik, gedimmten Licht und aufgeschlossener Gesellschaft, verlängert sich der Zeitraum, in dem in der Gruppe gegessen wird. Auch die Farbauswahl des aufgetischten Essens hat Einfluss auf unser Essverhalten. Studien haben gezeigt, dass Konsumenten bei einer Schüssel einfarbiger Schokodragees weniger oft zulangen als bei bunten Dragees. Ein üppig gedeckter Tisch hat also eine viel anziehendere Wirkung auf uns als eine große Schüssel mit demselben Gericht.

Die einzigen Möglichkeiten, sein Essverhalten in solchen Situationen zu kontrollieren, sind also, diese Situationen entweder gänzlich zu meiden – was nun wirklich nicht zu streng durchgezogen werden sollte, da man sich so einiger lustigen Abende berauben würde – oder einfach verstärkt auf das eigene Verhalten zu achten und möglichst selbstdiszipliniert zu agieren.

VORRÄTE SCHAFFEN MÖGLICHKEITEN

Wer regelmäßig Süßigkeiten und Naschereien zuhause hat, wird auch häufiger darauf zurückkommen, als nur für einen Schokoriegel den Weg zum nächsten Supermarkt auf sich zu nehmen. Auch unabhängig vom Zuhause besteht dieses Risiko. Wer beispielsweise auf der Arbeit permanenten Zugang zu Süßigkeiten in direkter Nähe hat, wird statistisch gesehen, wesentlich häufiger danach greifen.

Das ließ sich in einer Studie nachweisen, in der Versuchspersonen in einem Büro Schreibtische zugewiesen bekamen, auf welchen Pralinen platziert waren, und Tische, welche knapp zwei Meter von der Süßigkeitenquelle entfernt standen. Menschen mit leicht erreichbarem Essen kommen auch deutlich leichter in Versuchung.

Also stellen Sie sich im Büro entweder gesunde Snacks auf den Tisch oder verzichten Sie gänzlich darauf, Lebensmittel mit an Ihren Arbeitsplatz zu nehmen. Wer zuhause weniger naschen möchte, könnte sich bei einem Wocheneinkauf einmal eine Süßigkeit seiner Wahl mitnehmen und sie sich über die Woche aufteilen. So hat man keinen gänzlichen Verzicht, aber reguliert seinen Naschkonsum.

STÄNDIGE VERBOTE STEIGERN DEN REIZ

Wer sich eisern absolut jede Leckerei verbieten möchte, die er vorher häufig und mit großem Genuss konsumiert hat, empfindet das Abnehmen über kurz oder lang als Bestrafung. Viel sinnvoller ist es, sich hin und wieder und in übersichtlichen Mengen seinen Gelüsten hinzugeben.

Wichtig ist dabei, dass man sie als Ausnahme versteht und diese Lebensmittel nicht glorifiziert. Wer jeden Tag an seine Lieblingspizza denkt und sie aufgrund der schlechten Nährwerte und dem damit eigentlichen Konsumverbot auf ein Podest stellt, wird sich immer wieder in rauen Mengen damit belohnen wollen. Schaffen Sie sich eine gute Alternative. Wenn Sie also beispielsweise große Lust auf Pizza verspüren, machen Sie selbst Pizza und belegen Sie sich diese dafür mit mehr Gemüse und weniger mit kalorienreichen Soßen.

Eine Tomatensauce aus passierten Tomaten mit Chili, Salz, Pfeffer und Knoblauch ist beispielsweise völlig unbedenklich. Wer ein gutes Verhältnis und eine Balance zu gesunden und ungesunden Lebensmitteln schafft, wird seinen Salat mit Fisch künftig wieder mehr lieben lernen, wenn er ihn als Treibstoff und eine Tafel Schokolade als Ausnahme versteht.

Die effektivsten Ernährungsmodelle

Neue, vielversprechende Diäten kommen vor allem in den Wintermonaten rund um das Neujahr beinahe täglich auf den Markt. Sie alle versprechen einen möglichst großen Effekt in sehr kurzer Zeit, die perfekte Sommerfigur und locken mit verheißungsvollen Vorher-Nachher-Bildern. Viele dieser Diäten entpuppen sich bei näherer Betrachtung allerdings als kaum, beziehungsweise nur kurzfristig wirkungsvoll, und hinterlassen nicht selten den ungeliebten Jo-Jo-Effekt. Anbei finden Sie einige Modelle, die sich wissenschaftlich bewährt haben und langfristig wirkungsvoll sind. Vorab sei gesagt, dass es für ein erfolgreiches Ergebnis Willensstärke und die Bereitschaft zu Veränderung benötigt. Regelmäßige Bewegung und ausgewogene Mahlzeiten sind die besten Wegbegleiter zum Wunschgewicht und einem besseren Körpergefühl. Jedoch lassen sich manche Modelle, je nach Alltag und Präferenzen, besser integrieren, sodass sich eine Umstellung der gewohnten Muster natürlicher und angenehmer anfühlt.

Nachfolgend finden Sie eine Erklärung der einzelnen Modelle, eine Auflistung der Lebensmittel, mit denen gearbeitet wird und welche vernachlässigt werden sollten. Anschließend einen beispielhaften Tag von Frühstück bis Abendbrot sowie ein Fazit, für wen das jeweilige Modell geeignet ist.

LOW CARB

Bei der Low Carb-Diät werden die Kohlenhydrate reduziert oder gänzlich weggelassen. Pro Tag werden die Kohlenhydrate auf ca. 150 g beschränkt, wobei hier jeder seine eigenen Grenzen ziehen kann. Einige verzichten komplett auf Kohlenhydrate, andere suchen sich einzelne Tage aus, an denen sie etwas mehr als die empfohlene Menge verzehren. Der Fokus liegt generell darauf, Lebensmittel wie Kartoffeln, Nudeln und Brot weitestgehend vom Teller zu verbannen. Stattdessen werden vermehrt hochwertige Eiweiße und Fette konsumiert.

Das bringt einige gesundheitliche Vorteile mit sich. Zum einen halten Low Carb Mahlzeiten auf Dauer länger satt, da Eiweiß und Fett länger verdaut werden als Kohlenhydrate und so die nächste Hungerphase länger hinausgezögert wird.

Nach längerem Verzehr von Low Carb Gerichten wird nicht nur das Unterhautfettgewebe reduziert, auch das viszerale Fett, welches sich im Bauch um die Organe herum ablagert, wird vermindert. Das schützt Sie auf lange Sicht vor Schäden und Erkrankungen. Doch nicht nur das Risiko vor Organschäden wird abgebaut. Neben Gewichtsverlust wird auch das Herz entlastet, da Übergewicht für erhöhten Blutdruck sorgt. So beugen Sie kardiovaskulären Erkrankungen vor und verringern Ihr Herzinfarktrisiko.

Ebenfalls gut zu wissen: Durch das Aufnehmen von Kohlenhydraten wird in unserem Gehirn Insulin ausgeschüttet, was uns temporär leistungsfähiger macht. Sobald die Kohlenhydrate verwertet werden, kommt es zu einem Einbruch der Leistungsfähigkeit. Dieses kontinuierliche Auf und Ab kann auf Dauer zu einer geringeren Aufmerksamkeitsspanne und langsameren Lernen führen. Auch das Gedächtnis kann so auf lange Sicht in Mitleidenschaft gezogen werden. Da bei einer Ernährung ohne Kohlenhydrate der Insulinspiegel nicht regelmäßig schwankt, wird das Gehirn konstant mit Energie versorgt und die Leistungsfähigkeit dauerhaft verbessert.

Wessen Gehirn an eine regelmäßige Zufuhr von Zucker gewöhnt ist, wird sein Energie- und Leistungslevel von der Einnahme von Zucker abhängig machen. Das kann zur Folge haben, dass ohne die Einnahme von Kohlenhydraten eine verminderte sportliche oder kognitive Leistung gegeben ist. Wer davon etwas Abstand nehmen möchte, sollte sich an einer Low Carb oder ketogenen Ernährungsweise versuchen. Bei der ketogenen Diät ist dieser Effekt sogar noch verstärkt, allerdings bedarf diese etwas mehr Vorbereitung als die Low Carb-Diät. Für den Einstieg empfiehlt es sich also, den Körper erst einmal an Low Carb Mahlzeiten zu gewöhnen.

Folgende Lebensmittel werden oft in die Ernährung integriert:

– **Fleisch** ohne Panaden oder Marinaden

– **Fisch und Meeresfrüchte**

– **Eier**

– **Gemüse**

– **Milchprodukte**

– **Zuckerarmes Obst** wie Beeren, Melone, Avocado, Grapefruit und Pfirsich

Folgende Lebensmittel werden (weitestgehend) ausgeschlossen:

– **Brot**

– **Reis**

– **Pasta und Kartoffeln**

– **Haferflocken**

– **Süßigkeiten**

– **Zuckerhaltige Produkte**

– **Alkohol**

IST LOW CARB FÜR MICH GEEIGNET?

Ob man dauerhaft mit einer Low Carb Ernährung zurechtkommen würde, kann man leicht mit der Restaurantfrage erörtern. Dabei stellt man sich vor, man erhält im Restaurant ein Gericht bestehend aus Fleisch, Gemüse und kohlenhydrathaltigen Beilagen wie Kartoffelgratin, Reis oder Pasta. Worüber würden Sie sich als Erstes hermachen? Wäre es das Fleisch oder eher die Beilagen? Könnten Sie die Beilagen auch an den Nachbarn abtreten, oder spielen diese für Sie eine essentielle Rolle? Wer dem Fleisch oder Fisch auf dem Teller die größte Rolle zu Teil werden lassen kann, wird mit der Low Carb-Diät weniger Probleme haben. Wer eher zum Typ Beilage gehört, wird auf lange Sicht vermutlich das Gefühl bekommen, auf zu viel verzichten zu müssen.

Im Vorfeld ausgeschlossen sind schwangere und stillende Frauen, Menschen mit erhöhten Blutfett- und Harnsäurewerten sowie Gicht, Nieren- oder Lebererkrankungen. Diabetiker hingegen können ihre Symptome mit einer ausgewogenen Low Carb Ernährung minimieren und Stimmungsschwankungen vorbeugen.

Beispielhafte Gerichte der Low Carb-Diät

Tag 1

Frühstück: Omelett mit Tomaten und Paprika

Mittagessen: Putenschmorbraten mit Ratatouillegemüse

Abendessen: Gegrillter Lachs auf Salat

Tag 2

Frühstück: Asia-Rührei mit Sojasprossen

Mittagessen: Matjes nach Hausfrauenart mit roter Beete

Abendessen: Zucchini-Carpaccio mit Basilikum-Ricotta-Nocken

Tag 3

Frühstück: Quark mit einer Hand voll Haferflocken, Himbeeren und Mandelmilch

Mittagessen: Hähnchen-Gyros mit Tomate Mozzarella

Abendessen: Überbackener Tex-Mex-Auflauf

Fazit

Eine Ernährung nach Low Carb Prinzip ist ein guter Einstieg für alle, die langfristig ihr Gewicht reduzieren möchten, über keine schwerwiegenden Probleme verfügen und von positiven Auswirkungen auf Körper und Geist profitieren möchten. Es ist hilfreich, wenn man vorab über ein gewisses Maß an Selbstdisziplin verfügt, um sich gut auf Low Carb einzustellen.

KETOGENE ERNÄHRUNG

Die ketogene Ernährung ist eine Abwandlung von der Low Carb-Diät und momentan absoluter Trend. Hier wird auf besonders fettreiche Mahlzeiten wertgelegt. Kohlenhydrate und Zucker stehen dafür kaum auf dem Speiseplan. Durch einen Mangel an Kohlenhydraten versetzt man den Stoffwechsel auf lange Sicht in eine „Ketose". Das bedeutet, dass der Körper seinen Energiebedarf nicht mehr aus Kohlenhydraten gewinnen kann. Also sucht er sich eine alternative Quelle und wandelt die zugeführten Fette in der Leber in Ketonkörper um, welche als neuer Energielieferant fungieren. Das funktioniert nicht von heute auf morgen, ist aber ein sehr effektiver Prozess, um langfristig Fett im Körper abzubauen und das, obwohl Fette der Hauptbestandteil der Ernährung sind.

Eine ketogene Ernährung setzt sich aus folgenden Bausteinen zusammen:

– 10% Kohlenhydrate

– 30% Proteine

– 60% Fette

Folgende Lebensmittel werden oft in die Ernährung integriert:
Bevor Sie jetzt einen Schreck bekommen und glauben, dass Sie sich bei der ketogenen Diät nur von Luft und Liebe ernähren sollen, ist hier ein Überblick über die Lebensmittel, mit denen Sie nach Herzenslust kochen können. Insbesondere fetthaltige und eiweißreiche Lebensmittel sollten regelmäßig verwendet werden.

– **Fleisch** wie Steak, Schinken, Bacon, Geflügel oder Rind

– **Fettiger Fisch** wie Lachs, Thunfisch, Forelle oder Makrele

– **Milchprodukte** wie Butter, Sahne, Käsesorten wie Cheddar, Ziegen- oder Frischkäse sowie Mozzarella

– **Eier**

– **Sämtliche Nüsse und Samen** wie Walnüsse, Mandeln, Leinsamen oder Chiasamen

– **Gemüse mit reduzierten Kohlenhydraten** wie Brokkoli, Zucchini, Avocado, Zwiebeln oder Tomaten

– **Öle** wie Olivenöl, Kokosöl oder Avocadoöl

– **zuckerarmes Obst** wie beispielsweise Beeren

Folgende Lebensmittel werden (weitestgehend) ausgeschlossen:

– **Getreideprodukte** wie Pasta, Reis oder Müsli

– **Knollen-/Wurzelgemüse** wie Kartoffeln oder Karotten

– **Hülsenfrüchte** wie Kichererbsen oder Bohnen

– **Zuckerhaltige Lebensmittel** wie Softdrinks, Süßigkeiten, Kuchen oder Torten

– **bestimmte zuckerreiche Obstsorten** wie Bananen, Ananas oder Äpfel

– **Ungesunde Fette** wie industriell weiterverarbeitetes Pflanzenöl oder Mayonnaise

– **Alkohol**

Die Vorteile der ketogenen Ernährung

Die Umstellung auf eine ketogene Ernährung ist aus vielen Gründen langfristig sehr lohnend und kann Ihren Alltag und Ihre Gesundheit in vielen Bereichen aufwerten.

1. Sie wirkt entzündungshemmend

Wer es geschafft hat, in den Zustand der Ketose zu kommen, senkt langfristig sein Risiko auf Krankheiten wie Krebs und Alzheimer.

2. Sie steigert die Energie

Die Ketose unterstützt Zellen und Gehirn bei der Produktion von Mitochondrien. Diese gelten als Energiebank des Körpers und halten Sie über den Tag verteilt wach und konzentriert.

3. Sie fördert die Fettverbrennung

Wer sich langfristig ketogen ernährt, kann schnell und gesund sein

Körperfett reduzieren. Ketonkörper sorgen dafür, dass Sie länger satt bleiben und weniger Hungerhormone produziert werden. So bleiben Heißhungerattacken langfristig aus und helfen Ihnen dabei, sich auf die Mahlzeiten zu beschränken, die Sie über den Tag für sich eingeplant haben, ohne das Verlangen nach Snacks zu verspüren.

4. Sie steigert Ihre Konzentrationsfähigkeit

Neben längeren Sättigungsphasen sorgen die Ketonkörper dafür, dass Ihr Gehirn eine optimale Energiezufuhr erhält. Wer den Zustand der Ketose erreicht, kann bis zu 75 Prozent mehr Energie aus Ketonkörpern schöpfen, was sich vor allem in Berufen, welche ein hohes Maß an Konzentration verlangen, wie beispielsweise als Arzt oder Hydraulikarbeiter, sehr förderlich erweisen kann. Ein weiterer positiver Aspekt ist, dass durch die Aufnahme an gesunden Fetten eine langfristige gesundheitliche Förderung Ihres Gehirns erfolgt.

5. Sie senkt den Blutzuckerspiegel

Gerade Diabetiker berichten von positiven Entwicklungen Ihres Krankheitsverlaufs. Demnach klingen Symptome ab, da durch die ketogene Ernährung Insulin- und Blutzuckerwerte stabilisiert werden. Auch für Nicht-Diabetiker kann das positive Auswirkungen auf den Alltag haben. So neigt man mit stabileren Werten deutlich weniger zu Stimmungsschwankungen.

Die Nachteile einer ketogenen Ernährung

Wie immer, wenn man eine alte Gewohnheit gegen eine neue austauschen möchte, kann es vorkommen, dass Körper und Geist zuerst dagegen ankämpfen. Das kann unterschiedlich stark ausfallen. Einigen fällt es leichter, sich schnell umzugewöhnen, andere nehmen es weniger gut auf.

1. Eventuell auftretende vorübergehende Erkrankung

Bei manchen Menschen resultiert dieser Umstieg in der sogenannten **Keto-Grippe**. Diese kommt auch bei der Umstellung auf eine Low Carb Ernährung vor. Da sowohl Stoffwechsel als auch Psyche sich umstellen müssen, kann es für einen kurzen Zeitraum zu körperlichen und psychischen Leistungsabfällen kommen. Unter Umständen können sich Ermattung, Schlaflosigkeit und Übelkeit einstellen. Dieser Zustand sollte innerhalb von 3 Tagen abgeklungen sein und ganz auflösen, sobald sich die neue Ernährungsform etwas integriert hat.

2. Eventuell auftretender Nährstoffmangel bei der falschen Auswahl an Lebensmitteln

Hier macht Übung den Meister. Es ist wichtig, zu verstehen, welche Nährwerte unser Körper benötigt, um gut zu funktionieren. Wer sich damit nicht auseinandersetzt, kann Gefahr laufen, seinen Körper nicht ausreichend zu versorgen, da ihm Mineralstoffe und Vitamine fehlen. Vorbeugen kann man dem, einfach indem man darauf achtet, genug Gemüse und Eiweiß zu sich zu nehmen.

Beispielhafte Gerichte der ketogenen Diät

Wer sich ein wenig mit den Möglichkeiten der ketogenen Küche auseinandersetzt, wird feststellen, dass sich viele sehr leckere Mahlzeiten kreieren lassen, die absolut nicht nach Verzicht schmecken. Eine beispielhafte Zusammenstellung möglicher Mahlzeiten könnte so aussehen:

Tag 1

Frühstück: Bulletproof Coffee

Mittagessen: Ketogene Pizza

Abendessen: Möhren-Ingwer-Suppe

Tag 2

Frühstück: Rührei mit Bacon

Mittagessen: Steak mit Krautsalat

Abendessen: Avocado-Tomaten-Salat

Tag 3

Frühstück: Keto-Porridge mit Brombeeren

Mittagessen: Zoodles mit Lachs

Abendessen: Putengeschnetzeltes mit Gurkensalat

Ketogene Ernährung in Tagesmahlzeiten

Sieht man sich die drei wesentlichen Mahlzeiten des Tages an, stellt vor allem das Frühstück viele anfangs auf die Probe, da wir gerade zu dieser Mahlzeit dazu neigen, ein festes Muster zu entwickeln. Viele frühstücken immer das Gleiche, und in den meisten Fällen beinhaltet dieses Muster Kohlenhydrate, welche den Vorgang der Ketose stoppen. Was sind also sinnvolle Alternativen, die uns die Umstellung erleichtern und trotzdem in den Ernährungsplan passen? Abhängig davon, ob man sich eher als süßen oder herzhaften Frühstücker sieht, gibt es einige gute Optionen, die diese Geschmacksknospen ansprechen und trotzdem „ketokonform" sind. Für die Menschen, die überhaupt keinen Wert auf ein Frühstück legen, gibt es das Aushängeschild der ketogenen Ernährung:

Den Bulletproof Kaffee

Der Bulletproof Kaffee gilt als idealer Einstieg in die ketogene Ernährung. Er unterstützt den Körper bei der Ketogenese und soll das Frühstück komplett ersetzen. Bei einem Bulletproof Kaffee wird regulärer Filterkaffee aufgegossen. Anschließend werden zwei Esslöffel Kokosöl hinzugegeben. Zu guter Letzt kommen zwei Esslöffel Weidebutter in das Gemisch. Das Ganze wird kräftig umgerührt oder mit dem Stabmixer bearbeitet und anschließend getrunken. Aufgrund der sofortigen

Energiezufuhr sorgt der Bulletproof Kaffee dafür, dass das Hungergefühl für einige Stunden befriedigt ist und fördert die Konzentration.

Gut zu wissen:
Doch auch unabhängig vom Frühstück lassen sich viele tolle Alternativrezepte in die ketogene Ernährung einbauen. Sei es Pizza, der Sonntags-Brunch oder Lasagne – zu beinahe jedem Gericht gibt es eine ketogene Alternative im Internet. Ein ketogener Pizzateig kann beispielsweise aus einer Thunfisch-Ei- oder Käse-Ei-Nussmasse hergestellt werden. Viele appetitliche Rezepte inklusive Nährwertangaben finden Sie beispielsweise hier:

https://ketofix.de/keto-lowcarb-rezepte/

Fazit

Die ketogene Ernährung ist eine sehr gute Methode, um den Stoffwechsel des Körpers in Schwung zu bringen, die eigene Konzentrations- und Aufnahmefähigkeit zu verbessern und langfristig Erkrankungen vorzubeugen. Zudem fühlen sich Menschen, die sich nach der ketogenen Methode ernähren, energiegeladener und aktiver. Wie auch schon bei der Low Carb Ernährung, bedarf es hier gerade zu Anfang etwas Disziplin und Zeit, um Mahlzeiten zu planen und vorzubereiten. Wer sich letzteres nicht in seinem Alltag vorstellen kann, sollte sich nach einem anderen Ernährungsmodell umsehen, welches weniger Planung benötigt.

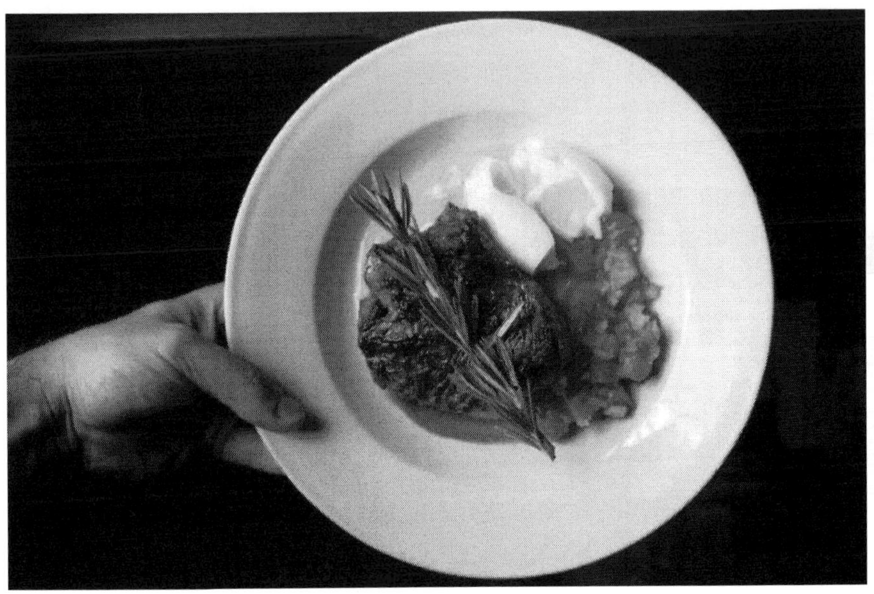

Bild von Eduardo Roda-Lopes via Unsplash

MITTELMEER-DIÄT

Diese Diät ist allein aufgrund ihres Namens schon ansprechend. Neben Mittelmeer-Diät kennt man sie auch unter dem Namen Kreta-Diät, da ein Großteil der Lebensmittel, auf die bei dieser Diät der Schwerpunkt gelegt wird, traditionellen Gerichten der griechischen Insel entsprechen. Wenn es hier auch nicht darum geht, den ganzen Tag Lachs-Pasta und Schafskäse zu verspeisen, bietet sie trotzdem einige gute Optionen, die die Ernährungsumstellung gar nicht so langweilig und trist machen.

Folgende Lebensmittel werden oft in die Ernährung integriert:

– viel gedünstetes Gemüse, Salat, Knoblauch

– frisches Obst

– hochwertiges Olivenöl

– Käse

– mäßig Fisch

– Kartoffeln, Pasta

– täglich ein Glas Rotwein

Folgende Lebensmittel werden (weitestgehend) ausgeschlossen:

– Rotes Fleisch

– Süßwaren

Da man bei dieser Ernährungsform nur auf relativ wenig Lebensmittel verzichten muss und sich aus den erlaubten Lebensmitteln zahlreiche leckere Gerichte zaubern lassen, ist sie sehr beliebt. Selbst Restaurantbesuche mit Freunden lassen sich relativ leicht einbinden, ohne dass man dem Kellner fünf Minuten seine Bestellung erklären muss. Doch damit noch nicht genug. Diverse Studien wiesen bei Probanden, welche sich langfristig über dieses Modell ernährten, ein abfallendes Risiko für kardiovaskuläre Erkrankungen sowie Brustkrebs und Alzheimer nach.

Entgegen dem Ansatz klassischer Diäten geht es bei der Mittelmeer-Diät weniger darum, kurzfristig auf bestimmte Lebensmittel zu verzichten bis genügend Gewicht reduziert wurde, sondern seine Ernährung grundlegend und dauerhaft umzustellen, um ein gesünderes Leben zu führen. Dazu muss klar gesagt sein, dass sich auch hier dauerhaft nur Gewicht reduzieren lässt, wenn die Mahlzeiten kalorienreduziert geplant werden und die Diät in Kombination mit Sport durchgeführt wird.

Kalorientracking zu Beginn erleichtert den Einstieg

Insbesondere da die Mittelmeer-Diät so wenig Lebensmittel verbietet, ist es hilfreich, gerade in der Anfangszeit auf seine Kalorieneinnahme zu achten. Den ganzen Tag Pasta auf den Teller zu zaubern, wäre theoretisch im Rahmen, wird aber nicht zielführend sein. Wie viele Kalorien jeder pro Tag zu sich nehmen sollte, ist abhängig von Alter, Größe und Gewicht sowie dem körperlichen Ziel. Dazu ist es ratsam, sich die Frage nach den langfristigen Zielen zu stellen sowie den Typen-Test vom Anfang durchzuführen.

Mittelmeer-Diät zum reinen Abnehmen

Möchten Sie beispielsweise nur Gewicht reduzieren, ohne zu viel Sport in Ihren Alltag einzubinden, empfiehlt es sich hier den Fokus auf gedünstetes Gemüse und wenige Kohlenhydrat-Quellen wie Pasta und Kartoffeln zu legen.

Mittelmeer-Diät zum Definieren und Fördern von Muskeln

Möchten Sie sich gesünder ernähren, Ihren Körper durch regelmäßigen Sport mehr definieren und Muskeln aufbauen, spricht überhaupt nichts gegen eine gute, ausbalancierte Mischung aus allen erlaubten Lebens - mitteln. Insbesondere, da bei dieser Ernährungsform viel proteinreicher Fisch dazugehört, ist sie optimal geeignet.

Beispielhafte Gerichte der Mittelmeer-Diät

Tag 1

Frühstück: Himbeerjoghurt mit frischen Früchten und Walnüssen

Mittag: Ofen-Ratatouille mit Rosmarin-Kartoffeln

Abendessen: Schafskäsespieße mit Wassermelone und Avocadosalat

Snacks: Griechischer Salat mit Tomaten und Oliven, Mozzarella mit Tomaten und Basilikum

Tag 2

Frühstück: Kräuter-Rührei mit Tomatenmark

Mittag: Kichererbsen-Thunfisch-Ragout
Abendessen: Ofen-Lachsfilet mit Zitrone und Thymian an Bulgursalat
Snacks: Gefüllte Feigen, Türkischer Joghurt-Drink

Gut zu wissen:
Seinen benötigten Kalorienbedarf kann man sich im Internet ganz schnell ausrechnen. Alles, was Sie dafür tun müssen, ist Ihre Arbeitsweise (sitzend, stehend), Arbeitszeit, Sportdauer pro Woche sowie Ihre tägliche Schlafdauer und Ihr Gewicht einzugeben.

Die Techniker Krankenkasse bietet eine gute Möglichkeit, um schnell seinen Bedarf zu errechnen:

https://www.tk.de/service/app/2004134/kalorienrechner/einstieg.app

Wer seine Kalorien dauerhaft im Blick behalten möchte, kann sich kostenfrei die Lifesum-App herunterladen und dort nach jeder Mahlzeit schnell und einfach seine Angaben eintragen:

https://lifesum.com/de/

Fazit

Grundsätzlich kann sich jeder an dieser Ernährungsform ausprobieren. Fisch- und Meerestierallergiker werden damit natürlich weniger Freude haben, da sie sich so ihre wichtigsten Proteinquellen entziehen müssten. Abgesehen davon, entspricht diese Ernährungsart den allgemeinen Richtlinien für eine gesunde Ernährung. Kritiker merkten in der Vergangenheit häufiger an, dass der hohe Eiweißkonsum, in Verbindung mit der Fettaufnahme durch Öle, zu Übergewicht führen könnte. Dementsprechend sei noch einmal gesagt, dass sich diese Diät nur dann zur Gewichtsabnahme eignet, wenn ausreichend Sport und Bewegung auf der Tagesordnung stehen, oder die Ernährung mit dem Schwerpunkt auf gedünstetes Gemüse erfolgt.

WEIGHT WATCHERS

Kaum ein Diätkonzept ist so bekannt wie Weight Watchers. Die Ameri - kanerin Jean Nidetch ist auf das gleiche Problem gestoßen wie Millionen andere Frauen. Alleine abnehmen fiel ihr wesentlicher schwerer, als es in Gemeinschaft mit ihren Freundinnen zu tun. Um sich gegenseitig zu motivieren und zu unterstützen, gründete Sie sie so 1963 Weight Watchers. Bis heute begründet sich der Erfolg des Konzepts vor allem mit den wöchentlich stattfindenden Gruppentreffen.

Wer allerdings keine Lust auf andere Menschen hat, ist längst nicht mehr gezwungen, an den Treffen teilzunehmen. Das Programm lässt sich auch allein und mit Online-Zugang nutzen. Mitmachen kann, wer will, und nicht schwanger, unter 13 Jahre alt ist, oder Essstörungen wie Magersucht oder bereits krankhaftes Übergewicht hat.

Was ist das Konzept hinter Weight Watchers?

Die Teilnehmer zählen Punkte statt Kalorien. Die sogenannten „Smart Points“ setzen sich aus dem Gehalt an Kalorien, Eiweiß, Zucker und gesättigten Fettsäuren zusammen. Jedes Lebensmittel und Gericht hat einen festen Punktewert. Hat ein Nahrungsmittel einen hohen Eiweißgehalt, hat es weniger Punkte. Bei viel Zucker und gesättigten Fettsäuren fällt die Punktzahl entsprechend höher aus.

Die konsumierten Gerichte und Getränke werden protokolliert und mit ihrem entsprechenden Punktewert festgehalten. So hat der Teilnehmer einerseits einen guten Überblick darüber, für wie viele Punkte er schon gegessen hat und kann andererseits punkteärmere Speisen und Gerichte leichter erkennen und so in seinen festen Ernährungsplan einbauen. Abhängig vom Ausgangsgewicht des Teilnehmers, lässt sich so pro Woche angeblich bis zu ein Kilo abnehmen. Weight Watchers aktualisiert fortlaufend sein Programm und stellt immer wieder neue

Konzepte im Rahmen der Firma vor. Ende 2015 wurde „Feel Good“ präsentiert. Bei diesem Programm steht das neue Körpergefühl der Teilnehmer im Mittelpunkt. US-Moderatorin Oprah Winfrey investierte 43 Millionen Dollar in den Konzern und ist die zweitgrößte Aktionärin des Unternehmens.

Smart Points als „Währungsmittel“

Auch wenn das Programm immer mal wieder einen neuen Anstrich erhält, das Punktesystem bleibt unverändert. Abhängig von Gewicht, Größe, Geschlecht und Alter wird individuell errechnet, wie viele Punkte jeder Teilnehmer aufbrauchen darf, um sein Gewicht zu reduzieren. Dieser Wert wird fortlaufend während des Programms angepasst, um immer den aktuellen Bedarf zu ermitteln. Dabei richtet sich der Punktewert pro Tag. Jeder Teilnehmer erhält ein Wochenextra, welches quasi als Bonus für Feiern oder Restaurantbesuche verwendet werden kann, damit die Teilnehmer ihrer Diät zuliebe, nicht auf wichtige soziale Ereignisse verzichten müssen. Diese Extras gelten nur für die laufende Woche und lassen sich nicht auf die kommenden Wochen übertragen.

Jeder Teilnehmer kann mit seinem Punktebudget individuelle Speisen nach seinen Wünschen zusammenstellen. In der App sowie im Online-Programm gibt es tausende, mit Smart-Points aufgeschlüsselte, Lebensmittel. Selbst Discounterprodukte sind mit dabei, sodass man wunderbar vorab planen kann, für wie viele Punkte man einkauft und auf welche Gerichte man später was aufteilen kann. Über den Barcode-Scanner in der App lassen sich zudem viele Lebensmittel im Supermarkt direkt mit Punkten ausweisen, bevor sie im Einkaufswagen landen.

Außerdem bietet die Weight Watchers Datenbank zig Rezepte mit Punktewerten, die sich gut in den Alltag übernehmen lassen und selbst für diejenigen, die gern Essen bestellen, gibt es viele Punkteausweisungen der einzelnen Gerichte, sodass man in möglichst jeder Situation abschätzen kann, welche Gerichte im Rahmen liegen und mit welchen die eigenen Pläne ins Stocken geraten. Wer das Nachrechnen als zu aufwendig empfindet, kann in vielen Supermärkten mittlerweile fertige Weight Watchers Produkte kaufen, die bereits einen fertigen Punktewert ausgewiesen haben.

Darunter sind beispielsweise Suppen, Pfannen oder Feinkostsalate. Auch hier arbeitet die Firma ständig an Neuerscheinungen und produziert fortlaufend neue Fertigprodukte wie Saucen, Snacks oder Süßwaren. Auch eine Kochbox wurde 2015 eingeführt. Wer die Box bestellt, bekommt ähnlich wie bei dem Food-Unternehmen „Hello Fresh" eine Box mit Gerichten – in diesem Fall 3 Gerichte für 2 Personen – für 39,90 Euro zugeschickt.

Sport spielt den entscheidenden Faktor

Hier zeichnet sich bei allen erfolgreichen Diäten ein Muster ab. Ernährung trägt einen sehr guten Anteil zu einer besseren Gesundheit und körperlichen Verfassung bei, aber nur in Kombination mit Sport lassen sich die besten Resultate herausholen. Bei den Weight Watchers wird neben der Ernährung auch noch Bewegung getrackt.

Die Teilnehmer können sogenannte „ActivPoints" sammeln und diese direkt über Fitness-Tracker (wie FitBit) in die App oder in das Online-Programm synchronisieren. Neben Schrittmessungen können so auch Workouts direkt verrechnet werden und an das individuelle Fitnessziel angepasst werden. Sowohl online als auch in der App, bietet Weight Watchers diverse Workoutvideos und Material mit Tipps rund ums Thema Fitness an. Auf diese Weise soll auch Sportbeginnern ein leichterer Einstieg ermöglicht werden, ohne vorher entmutigt aufzugeben.

Gemeinschaft als Unterstützung – die Gruppentreffen

Die Treffen gehören seit der Idee zu Weight Watchers fest zum Programm und sind für viele ein maßgeblicher Erfolgsfaktor. Auch wenn sie mittlerweile nicht mehr verpflichtend sind, kann es vielen helfen, sich gegenseitig von Angesicht zu Angesicht auszutauschen, zu beglück - wünschen, und mit den übrigen Teilnehmern sowie dem begleitenden Coach das Ernährungs- und Bewegungsverhalten der einzelnen Teilnehmer durchzugehen. Die Coaches erklären dabei wichtige wissenschaftliche Aspekte rund um das Thema Ernährung und stehen für Fragen Rede und Antwort. Wem das Thema allerdings zu intim für ein Treffen mit potenziell fremden Menschen ist, der hat diverse Möglichkeiten, sich trotzdem Motivation und Rat abzuholen. Neben einem eigenen Fernsehprogramm bietet die Firma mittlerweile online die Option, einen Einblick in die Treffen zu bekommen. Gezielte Einzelcoachings oder ein Besuch in einem der Weight Watchers Center schaffen zusätzlich Abhilfe. Zu guter Letzt besteht seit kurzem die Möglichkeit, sich über die App mit anderen Teilnehmern auszutauschen, sich Fotos von den Mahlzeiten zu schicken und zu motivieren.

Der Kosten-Faktor

Da Weight Watchers ein global betriebenes Unternehmen ist, ist die Teilnahme an dem Programm kostenpflichtig. Für einen Monatspass bezahlt man 42,95 Euro. Wer sein Abonnement im Voraus für das ganze Jahr abschließt, reduziert die Beiträge auf 33,95 Euro pro Monat. Darin enthalten sind die Gruppentreffen sowie die Nutzung von App und Online-Angeboten. Wer das Programm nur online und ohne Treffen nutzen möchte, kommt auf 18,95 Euro im Monat, plus eine Anmeldegebühr von 29,95 Euro. Wer sich für eine Nutzung des Programms entscheidet, wird zu Beginn darauf gebrieft, dass es gerade in der Anfangsphase um langsamen Fortschritt geht.

Das große Ziel ist es ja, letztlich sein Gewicht dauerhaft zu reduzieren und nicht nur einmalig schnell Kilos abzubauen. Um den Organismus da langsam hinzuführen, werden sich zunächst nur kleine Ziele vorgenommen. Ein Bewusstsein für gute Ernährung und Bewegung soll geschaffen werden und sich manifestieren. Auch nach Erreichen des Wunschgewichts gibt es die Möglichkeit, über eine Nachbetreuung in seiner Gruppe zu bleiben, um das Gewicht dauerhaft da zu halten, wo man es haben möchte und die sozialen Kontakte beizubehalten. Die Leiter der Gruppen sind meist ehemalige Programmteilnehmer, was einige Kritiker mit hochgezogenen Augenbrauen begutachten. Zwar durchlaufen die Coaches das Ausbildungsprogramm von Weight Watchers, bevor sie Gruppen anleiten dürfen, allerdings geht diese Ausbildung statt mehrerer Jahre – wie bei ernährungswissenschaftlichen Berufen üblich – nur ein halbes Jahr. Trotz dessen ist die Ausbildung von der IHK anerkannt und die Coaches erhalten einiges an Authentizität, da sie das Programm bereits selbst erfolgreich absolviert haben.

Beispielhafte Gerichte mit Weight Watchers

Gehen wir von einem Durchschnittswert einer weiblichen Teilnehmerin aus, so hätte diese Dame 30 SmartPoints pro Tag zur Verfügung. Die könnte sie sich wie folgt in Gerichte aufteilen:

<u>Frühstück</u>

Joghurt mit frischen Früchten und Müsli sowie schwarzer ungesüßter Kaffee (Gesamtwert von 6 SmartPoints)

<u>Mittag</u>

Scharfer Asia-Couscous-Salat mit Paprika, Mais und Frühlingszwiebeln mit Sambal Olek und Tomatenmark (Gesamtwert 8 SmartPoints)

<u>Abendbrot</u>

Puten-Gyros mit Reis und Dip (Gesamtwert 10 SmartPoints)

Snacks

Gemüsesticks und Früchte (dürfen in rauen Mengen konsumiert werden, da keine SmartPoints angerechnet werden), Himbeer-Sorbet (Gesamtwert 2 SmartPoints), Cappuccino und ein Stück Schokolade (Gesamtwert 4 SmartPoints)

Insofern die Teilnehmerin über den Tag nur Wasser und keine kalorienhaltigen Getränke zu sich nehmen würde, wäre sie so genau im Soll.

Fazit

Die Ernährungsweise von Weight Watchers basiert auf einer gesunden Mischkost, bei der kein Nährstoff besonders stark oder besonders wenig konsumiert werden muss. Hier landet auf dem Teller, was vor allem Ballaststoffe und Eiweiß zuführt und einen vergleichsweise niedrigen Energieanteil mit sich bringt und lange satt hält. Es ist ein sinnvoller Vorgang, der Umstellung auf eine bewusstere Ernährung Zeit zu lassen und den Teilnehmer nebenbei in sportlichen Tätigkeiten zu bestärken. Vom Grundprinzip her ist das Weight Watchers Programm also eine völlig unbedenkliche Methode, um sein Gewicht unter Kontrolle zu bekommen.

Natürlich spielen die Kosten keine unwesentliche Rolle bei dem Konzept. Letztlich könnte sich jedes Individuum auch ohne ein Monatsabonnement gesunde Gerichte zusammensuchen und mit Kalorientracken einen Überblick über den täglichen Bedarf schaffen. Auch gute Workoutvideos gibt es kostenfrei zugänglich auf diversen Portalen. Der große Pluspunkt von Weight Watchers ist der soziale Aspekt mit den Gruppentreffen und dem vor-Ort-Austausch mit den Coaches und Mitgliedern. In der Gemeinschaft fällt es vielen leichter, beim Ball zu bleiben und gerade wer einiges an Geld investiert, hat potenziell ein höheres Verantwortungsgefühl, als wenn man sich mit Freunden hin und wieder Fotos von seinem Essen und dem darauffolgenden Ergebnis auf der Waage schickt, bis einer keine Lust/Zeit mehr hat und die Motivation der Gruppe langsam abebbt.

Wer diesen gemeinschaftlichen Gedanken also als erfolgversprechend empfindet und es sich in der Gruppe eher zutraut, abzunehmen, als alleine, der könnte mit Weight Watchers eine gute Option für sich gefunden haben.

EIWEIß-DIÄT

Diese Diätform gilt als neuer Trend und verspricht schnellen und dauerhaften Gewichtsverlust. Das sind natürlich die Top-Verkaufsargumente für die meisten Abnehmwilligen. Auch für Sportler ist sie erfolgversprechend, da aufgrund des hohen Proteingehalts, den der neue Speiseplan mit sich bringt, die Muskeln optimal versorgt werden und so wachsen können. Anstelle von Kohlenhydraten wird hier der Fokus auf Eiweiß gelegt, wie der Name schon verrät.

Folgende Lebensmittel werden oft in die Ernährung integriert:

– Eier

– mageres Fleisch

– Fisch

– Milchprodukte

– Gemüse

– Käse

– Joghurt

Folgende Lebensmittel werden mit Bedacht in die Ernährung integriert:

– Nüsse

– Vollkornprodukte
– Obst

Folgende Lebensmittel werden (weitestgehend) ausgeschlossen:
– Kartoffeln
– Reis
– Pasta
– Brot

Proteinquellen in die Ernährung integrieren

Ausschlaggebend für den Erfolg der Diät, ist die Hochwertigkeit des Proteins, welches dem Körper zugeführt wird. Wer es nicht ganz schafft, seinen täglichen Proteinbedarf über seine Mahlzeiten abzudecken, der findet viele leckere Snacks in den Supermärkten und diversen Supplement-Läden sowohl online als auch an Standorten in den Städten. Vielen dieser Produkte haftet noch immer ein schlechter Ruf an.

Man verbindet sie mit Bodybuilding und gerade Frauen schrecken deswegen häufig vor Protein-Riegeln und anderem zurück, weil sie fürchten, zu viel Muskeln aufzubauen oder ihrem Körper schädliche Inhaltsstoffe für schnellen Muskelwachstum zuzuführen. Diesen Gedanken kann man mittlerweile getrost streichen. Protein hat in den letzten Jahren einen wahren Schub erfahren und so kann man die Produkte nicht nur überall kaufen, sondern hat durch die große Konkurrenz der einzelnen Unternehmen zueinander eine große Auswahl mit teilweise sehr hochwertigen und appetitlichen Proteinquellen.

Ob klassisch als Pulver, für die Naschkatzen als Riegel oder in Form von Popcorn, Pudding oder Müsli. Was gut mit Protein in Kombination geht, wird verkauft. Wichtig ist, sich bewusst zu werden, mit welchen Proteinen die Produkte verarbeitet wurden. Hochwertige Quellen sind

Whey-Protein (Konzentrat oder noch besser Isolat), Reisprotein und Erbsenprotein, eine eher billige und weniger hochwertige Quelle ist Soja-Protein.

Ein weiterer Vorteil der Eiweiß-Diät ist, dass Eiweiße kalorienärmer sind als Kohlenhydrate und länger sättigen. So muss selbst bei einem Kalorien-Defizit nicht gehungert werden. Die länger anhaltende Sättigung entsteht dadurch, dass der Körper mehr Zeit benötigt, um Proteine zu verarbeiten. So bleibt der Stoffwechsel länger aktiv und es werden mehr Kalorien verbrannt. Wer also eine eiweißhaltige Ernährung mit einem effektiven Sportprogramm kombiniert, wird schnell sehr gute Resultate erzielen. Bei einem Kalorien-Defizit nutzt der Körper im allgemeinen Muskelzellen, um die Differenz auszugleichen. Das hat natürlich zur Folge, dass man trotz Training weniger Muskeln aufbauen kann. Wer seine Proteinzufuhr also erhöht, wirkt diesem Problem entgegen und verhindert den Abbau der Muskeln. Selbst Veganer oder Vegetarier können ihren Bedarf ohne Probleme abdecken, da es mittlerweile eine Vielzahl an veganen Proteinen auf dem Markt gibt.

Der Stoffwechsel sollte bei dieser Diät dauerhaft in Beschäftigung bleiben, weswegen zwischen den Mahlzeiten und Snacks nicht mehr als 3 Stunden Pause liegen sollte.

Gut zu wissen:
Besonders appetitliche Produkte findet man bei Marken wie Multipower, Battle Snacks, Atlas Smart Snacks, Barebells und Grenade. Alle diese Marken besitzen Online-Shops und bieten teilweise Testpäckchen an, damit man individuell entscheiden kann, ob die Produkte überzeugen, den Geschmack treffen und gut in den Alltag integriert werden können.

Beispielhafte Gerichte mit der Eiweiß-Diät

Frühstück

Eiweiß-Omelette mit Tomaten und Gurken und/oder ein Eiweißshake mit Blaubeere/Joghurt-Geschmack (Eigelb, wenn möglich, trennen, da dies der fette und kalorienhaltige Teil des Eis ist)

Mittag

Gedämpfter Kabeljau mit Ratatouille

Abendessen

Putenspieße mit Schafskäse und Ofentomaten

Snacks

Fettarmer Joghurt mit Honig und kalorienarmen Früchten wie Himbeeren oder Erdbeeren, Proteinriegel, Proteinshakes

Fazit

Diese Diät macht besonders für Sportler durchaus Sinn, wenn diese ihren Muskeltonus aufrechterhalten oder verbessern wollen und trotzdem Körperfett abbauen möchten. Aber auch Nicht-Sportler können von der eiweißreicheren Ernährung profitieren. Wie die meisten Diäten, setzt auch diese allerdings etwas regelmäßige Bewegung voraus, um die optimalen Resultate zu erzielen.

FASTEN

Das Fasten verbinden viele mit dem absoluten Verzicht auf so gut wie jedes Lebensmittel – und das von heute auf morgen. So ganz stimmt das allerdings nicht, so mal es sehr viele verschiedene Arten des Fastens gibt. Ursprünglich ist unser Körper dazu veranlagt, über einen längeren Zeitraum ohne Nahrung auszukommen.

Blickt man zurück in die Steinzeit, gab es nicht permanent die Möglichkeit, sich ein üppiges Buffet an Nahrung zusammenzustellen. Der

Körper wurde also darauf trainiert, für einen längeren Zeitraum zu funktionieren, ohne neue Energie zugeführt zu bekommen. War dann später wieder Essen verfügbar, wurde richtig zugeschlagen, um die Energiespeicher aufzufüllen. Diese werden in Organen und Gewebe gelagert und verwahrt. Fällt eine Hungerphase an, kann der Körper sich aus diesen Speichern bedienen und die Zeit bis zur nächsten Mahlzeit überbrücken.

Da die Hungersnöte heutzutage für den Großteil der Bevölkerung ausbleiben, hat sich unsere Art zu leben sehr verändert. Lebensmittel sind leicht zugänglich und werden viel mehr konsumiert, als es zwingend notwendig wäre. Wir sind Genießer geworden. Sei es der Kaffee mit Sahne unterwegs, das Popcorn im Kino, oder die Extraportion von Papas Gekochtem, wo gutes Essen verfügbar ist, greifen wir besonders gern zu. Der Wohlstand ist eingezogen und mit ihm auch ein durchschnittlich größerer Körperumfang. Unsere Gene sind allerdings immer noch darauf ausgelegt, Fettreserven anzuhäufen, auch wenn wir gar nicht mehr hungern müssen. Dieses schöne Luxusproblem kann langfristig dazu führen, dass das eigene Körper- und Selbstwertgefühl leidet und in extremen Fällen auch in gesundheitlichen Schäden resultieren.

Auf Snacks verzichten

Eine der Hauptursachen für zusätzliche Fettpolster oder sogar Übergewicht sind Snacks. Mit dem permanenten Aufnehmen kleinerer Mahlzeiten gewöhnt man sowohl dem Magen als auch dem Kopf ab, nur zu essen, wenn man hungrig ist.

Anstatt nur zu essen, wenn wir hungrig sind, essen wir dann bei Appetit. Doch Appetit zu haben, bedeutet nicht, dass dem Körper Nährstoffe fehlen, die wieder aufgefüllt werden müssen. Wer sich dazu zwingt wieder mit Pausen zurecht zu kommen, wird dementsprechend nicht nur weniger Kalorien aufnehmen, sondern ein besseres Gefühl dafür bekommen, wann unser System tatsächlich wieder versorgt werden muss und wie sich der Unterschied zwischen Hunger und Appetit anfühlt.

Appetit entsteht meist durch positive Assoziationen – wie beispielsweise dem Geruch einer Waffel auf dem Weihnachtsmarkt – im Kopf, während Hunger durch physische Signale unser Überleben gewährleistet. So kann es passieren, dass uns kalt wird, wir übellaunig werden oder uns matt fühlen, wenn wir hungrig sind. Emotionen können ebenfalls ein Auslöser für Appetit sein.

Das berühmte Phänomen, dass wir gern ungesunde Dinge zu uns nehmen, wenn wir traurig sind, ist dadurch begründet, dass unser Gehirn sich mit zucker- und fetthaltigen Produkten belohnen möchte, da diese einen temporären Energie- und Leistungsanstieg auslösen und uns deswegen kurz ein gutes Gefühl verschaffen. Es ist also der Versuch, uns wieder glücklich zu machen, auch wenn dieser Effekt im Nachhinein oft ins Gegenteil umschwingt. Kontrollieren lässt sich dieser Umstand, indem man sich vorher fragt, warum man jetzt das Bedürfnis verspürt, zu essen. Liegt es am Gefühlszustand oder hat man tatsächlich Hunger?

Gut zu wissen:
Ein effektives Mittel gegen Trauer oder negative Gefühle im Allgemeinen ist Sport. Während und nach einer Trainingseinheit produziert unser Körper das Glückshormon Serotonin und Dopamin. Diese bringen den schönen Effekt nach dem Training mit sich, etwas Gutes geschafft zu haben. Sie fühlen sich stärker, gesünder und energiegeladen. So können Sie sich selbst auf gesunde und natürliche Weise einen neuen positiven Schub geben und nebenbei noch Stress abbauen.

Disziplin halten

Durch flexible Fastenmodelle lässt sich der Verzicht auf Snacks ideal üben. Dabei liegt es bei Ihnen, ob Sie jeden Tag fasten möchten und für welches Modell im Einzelnen Sie sich dabei entscheiden, oder ob Sie für den Anfang nur jeden zweiten oder dritten Tag fasten möchten. Von heute auf morgen alle alten Gewohnheiten abzulegen, wird Ihnen den Übergang stark erschweren, denn die Disziplin wird im Laufe eines Fastentages stark auf die Probe gestellt. Während es bei den meisten über den Tag verteilt weniger problematisch ist, zu verzichten, kommt gegen Abend der Appetit durch und stellt das neue Vorhaben auf die Probe. Da ist es hilfreich, vor allem die ersten Abende nicht auf der Couch zu verbringen. Früh schlafen gehen, nach der letzten Mahlzeit Zähne putzen oder etwas mit Freunden unternehmen, kann es Ihnen erleichtern, durchzuhalten. Sehr erschwerend wirken sich dagegen Abende in Bars und Ähnliches aus.

Insulinausschüttung weitestgehend vermeiden

Ein weiteres Problem, dass Snacks mit sich bringen, sind die resor - bierbaren Kohlenhydrate, welche unseren Blutzucker nach oben treiben und über die Bauchspeicheldrüse Insulin ausschütten. Das hat zur Folge, dass wir das Bedürfnis haben, mehr von diesen Kohlenhydraten zu uns zu nehmen, sobald unser Blutzuckerspiegel wieder abgefallen ist. Insulin hat zudem einen anabolen Effekt. Das bedeutet, dass die vorhandenen Fettreserven nicht nur aufrechterhalten werden, sondern die Produktion wiederum angeregt wird.

Durch Fasten wird weitaus weniger Insulin aufgewendet da weniger Kohlenhydrate aufgenommen werden. Das gibt unserem Körper die Möglichkeit, an die vorhandenen Fettreserven zu gehen, um das System mit Energie zu versorgen. Auch wenn es in der Anfangsphase vermutlich häufiger passieren wird, dass Sie gedanklich genussvoll Ihre Lieblingssüßigkeit auspacken, gewöhnt sich der Körper schnell an den neuen Rhythmus. Im Schnitt dauert es etwas über 6 Wochen, bis sich eine neue Gewohnheit vollständig integriert hat und sie nicht mehr mit großem emotionalem Aufwand für uns verbunden ist.

Vorteile des Fastens

1. Selbstreinigung

Neben der Fettverbrennung hilft Fasten dem Organismus ebenfalls dabei, sich selbst zu bereinigen. Die Energie, die sonst darin aufgewendet werden muss, den ganzen Tag über Essen zu verwerten, kann jetzt beispielsweise ins Entgiften oder Heilen von Wunden investiert werden.

Yoshinoro Ohsum erhielt 2016 den Nobelpreis für seine Aufklärungsarbeit zum Thema Fasten. Dank seiner Arbeit weiß man vom Prozess der sogenannten Autophagie. Diese beschreibt den Vorgang im Körper nach 12 Stunden ohne Nahrungsaufnahme. Ab diesem Zeitraum beginnen wir damit, uns selbst zu recyclen. Dabei werden unter anderem kaputte Zellen entsorgt und alte erneuert. Der Körper reinigt sich selbst. Das hat zur Folge, dass unsere Entzündungswerte sinken, unsere Blutzucker- und Cholesterinwerte sich verbessern und unsere Konzentrationsfähigkeit gesteigert wird.

2. Vermindertes Risiko für Herz-Kreislauf-Erkrankungen

Durch das Absinken des Blutdrucks und den Abbau der Blutfette beim Fasten, schützen wir unser Herz langfristig vor Erkrankungen. Bereits nach 5 Wochen verzeichnen Fastende wesentlich niedrigere Werte.

3. Fitter durch Fasten

Die längeren Pausen zwischen den Mahlzeiten trainieren unsere Muskulatur darauf, einen schnellen Übergang zwischen Zucker- und Fettstoffwechsel zu bewerkstelligen. Das bedeutet, dass sich unsere Leistungsfähigkeit auf lange Sicht verbessert. Insbesondere Ausdauersportler profitieren schnell durch bessere Trainingsergebnisse.

4. Fasten als Jungbrunnen

Da während der Autophagie eine rundum Erneuerung unserer Zellen durchgeführt wird und unser Körper Reparaturmoleküle in den Zellen freischaltet, werden die Alterungsprozesse verlangsamt. Das wirkt sich in vielen Hinsichten positiv auf Ihre Erscheinung aus. So werden beispielsweise Falten und Alterungsflecken vermindert und die Haarstruktur länger kräftig und gesund gehalten. Auch im Gehirn macht sich ein Unterschied bemerkbar. Durch die verbesserte Konzentrationsfähigkeit, Regeneration der Zellen und Stimulation des Zellenwachstums, wird unser Gedächtnis langfristig geschützt und wir bleiben länger mental fit.

5. Entlastung des Darms

Dass der Darm eine entscheidende Rolle in Sachen körperlicher Gesundheit spielt, ist längst bekannt. Unsere Darmflora kann sowohl positive als auch schädliche Auswirkungen auf unser komplettes System haben. Wichtig ist dabei die Produktion von guten Darmbakterien. Diese sind beispielsweise in Joghurt und anderen Milchprodukten enthalten. Doch nicht nur die Aufnahme von diesen Lebensmitteln hilft dem Darm bei der Herstellung. Auch Ruhephasen sind wichtig und wirken unterstützend.

6. Schutz vor Krankheiten

Durch die Aufbereitung alter und defekter Zellen, erhält unser Immunsystem auf natürliche Weise einen Boost. Das schützt langfristig vor Erkältungen, Grippe und anderen Infektionskrankheiten.

Fasten im Vergleich zu herkömmlichen Diäten

Fasten kann nicht mit einer typischen Diät gleichgesetzt werden, da diese in der Regel darauf aufbauen, bestimmte Lebensmittel zu verbieten. Das daraus entstehende Kaloriendefizit leitet sich also daraus ab, dass entweder weniger Fette oder weniger Kohlenhydrate aufgenommen werden. Beim Fasten passiert das allerdings nicht dadurch, dass bestimmte Lebensmittel verboten sind, es werden einfach nur deutlich weniger kalorienreiche und fettige Produkte aufgenommen, da der

Zeitraum der Nahrungsaufnahme zeitlich beschränkt ist.

Längere Esspausen werden bewusst gesetzt und bilden den elementaren Bestandteil des Fastens. Das hat den Vorteil, dass sich Fastende weniger mit dem Risiko des Jo-Jo-Effekts auseinandersetzen müssen, da dieser klassisch dann entsteht, wenn wir uns bestimmte Lebensmittel verwehren und die Disziplin langfristig nicht aufrechterhalten werden kann.

Fasten bedeutet im Prinzip, seine Essgewohnheiten auf eine realistische und flexible Weise anzupassen, sodass dauerhaft eine gesündere Ernährung integriert werden kann. Abhängig von unserem jeweils gewählten Fastenmodell fallen die positiven Resultate stärker ins Gewicht. Doch auch wer nicht jeden Tag eisern fastet, sondern beispielsweise nur 3 Tage die Woche neue Essgewohnheiten implementiert, wird Erfolge verzeichnen. Das äußert sich unter anderem in Ihrem Gewicht oder Ihrem allgemeinen Wohlbefinden.

Wer es schafft, seine neuen Essgewohnheiten mit regelmäßigem Sport zu kombinieren, wird noch bessere Auswirkungen zu spüren bekommen und sowohl physisch als auch psychisch einen positiven Wandel feststellen.

Die größten Mythen rund ums Fasten

Bedeutet Fasten=Hungern?

Entgegen der allgemeinen Annahme, dass beim Fasten konsequent gehungert werden muss, werden beim Intervallfasten lediglich die Abstände zwischen den Mahlzeiten ausgedehnt. Wenn anfangs ein Hungergefühl außerhalb der Esszeiten aufkommt, liegt das an den bisherigen Gewohnheiten, zu oft zu essen. Dieses Gefühl legt sich innerhalb kurzer Zeit, sobald der Körper sich an seine neuen Zeiten gewöhnt hat.

Verliert man beim Fasten seine Muskeln?

Durch die Ausschüttung des Wachstumshormons Somatotropin in den Pausephasen des Intervallfastens können die Muskeln sogar verstärkt wachsen, so lange in dem 8 Stunden Zeitfenster ausreichend Eiweiß aufgenommen wird. Richtig angewandtes Intervallfasten verringert also nicht nur den Körperfettanteil, sondern bringt Ihre Muskeln in Form. Natürlich vorausgesetzt, dass Sie neben dem Fasten Sport betreiben.

Unterzuckert man durch das Fasten?

Da die Blutzuckerwerte durch die reguliertere Aufnahme von Kohlenhydraten stabil gehalten wird und nicht mehr auf- und ab steigt, finden die Werte eine bessere Balance und erleichtern die Reduzierung von Körperfett.

Ist fasten für jeden geeignet?

Insofern keine Vorerkrankungen wie Essstörungen oder chronischer Bluthochdruck vorliegen, kann jeder fasten, der möchte. Schwangeren oder älteren Menschen wird allerdings davon abgeraten, denn bei Schwangeren oder stillenden Frauen könnten Nebenwirkungen auftreten. Es könnte beispielsweise das Geburtsgewicht des Babys stark reduziert werden. Dementsprechend sollte beim Fasten eine allgemeine körperliche Gesundheit vorliegen und die Lebensmittelaufnahme nicht verringert werden, wenn Sie nicht nur für sich essen.

Das Essverhalten während des Fastens

Da das Zeitfenster, in dem gegessen wird, beim intermittierenden Fasten begrenzt ist und der Körper möglichst lange mit Nährstoffen versorgt werden muss, plant man seine Mahlzeiten auf lange Sicht viel bewusster. Auch wenn keine Lebensmittel während des Fastens verboten sind, werden klassische Kalorienbomben wie Pizza und Cheeseburger den Körper nicht lange genug satt halten, was zur Folge hat, dass man die Wahl seiner Lebensmittel automatisch so trifft, dass man nicht nach einer Stunde schon wieder essen müsste.

Schritt für Schritt zum Erfolg mit Fasten

Um möglichst schnell und erfolgreich neue Gewohnheiten mit dem Fasten zu entwickeln, hilft es, sich mit den folgenden 5 Schritte auseinanderzusetzen.

1. Motivation

Fasten bringt viele Vorteile mit sich, wie Sie jetzt wissen. Um die Motivation vor allem in der schwierigeren Anfangsphase aufrechtzuerhalten, hilft es, sich diese Vorteile immer wieder vor Augen zu führen. Dabei geht es dann nicht um diese Aspekte, die irgendwann in der Zukunft eintreten können, wie beispielsweise ein längeres Leben. Es geht insbesondere um Vorteile, die Sie schon bald für sich realisieren können. Das kann zum Beispiel sein, in Ihren alten Lieblingsbikini zu passen, oder ein gesünderes Selbstbewusstsein zu erlangen. Ein weiterer Vorteil, den viele zu Beginn unterschätzen, ist, sich nicht mehr den ganzen Tag gedanklich mit dem Thema Ernährung auseinanderzusetzen. Was für viele widersprüchlich klingt, weil das Fasten mehr Planung verlangt als intuitives Essen, wird sich schnell regulieren, sobald beim Vorkochen etwas Routine eingezogen ist. Wer seine Mahlzeiten für den Zeitraum der Nahrungsaufnahme bereits vorbereitet hat, muss sich für den kompletten Tag nicht mehr mit der Frage beschäftigen, was man zum Frühstück, Mittag oder Abendbrot essen muss, oder ob noch genug Lieblingssnacks im Vorratsschrank sind. Dieser Umstand wird sich nach Einstellung der Routine sehr befreiend anfühlen.

2. Wahl des Fastenmodells

Das Fasten bietet eine Vielzahl an verschiedenen Modellen, sodass für jeden Typ etwas dabei ist. Dabei kann jeden Tag gefastet werden oder auch nur wöchentlich. Je nach Präferenzen können Sie individuell schauen, was Ihnen am ehesten zusagt und sich am besten in Ihren Alltag integrieren lässt. Fragen Sie sich, wann Ihnen das Fasten am leichtesten fallen würde. Legen Sie mehr Wert auf das Frühstück oder sind Sie eher jemand, der abends isst? Je leichter Sie sich die Rahmenbedingungen für das Fasten machen, desto leichter wird es Ihnen fallen, dauerhaft Erfolge zu erzielen.

3. Vorbereitung ist das halbe Leben

Was anfangs für viele vermutlich die größte Umstellung sein wird, ist das Vorbereiten der Mahlzeiten. Planen Sie schon vorher, was Sie sich zubereiten wollen und kaufen Sie dementsprechend ein. Sie werden schnell merken, dass es eine große Erleichterung ist, bei aufkommendem Hunger direkt auf eine leckere und nährstoffreiche Mahlzeit zugreifen zu können. Wer nebenbei Sport betreibt, sollte sich seine Trainingseinheiten so legen, dass hinterher direkt gegessen werden darf, um den Körper ausreichend zu versorgen. Leichte Bewegungen (wie entspanntes Schwimmen und Yoga) überfordern den Körper hingegen nicht und können auch außerhalb des Zeitfensters geplant werden und helfen Ihnen, Stress aus Ihrem Alltag abzubauen.

4. Ablenkung finden

Was sich im Laufe des Fastens schnell wieder legen wird, aber Ihnen am Anfang zusetzen könnte, ist die Umstellung Ihres gewohnten Essverhaltens. Wer es kennt, den ganzen Tag zu essen, sobald er Lust auf ein bestimmtes Lebensmittel bekommt, wird zu Beginn des Fastens auf die erste Probe gestellt werden. Schon bald können sich die Gedanken ums Essen drehen, wenn der Esszeitraum vorbei ist. Sich allerdings darauf zu versteifen, dass man auf etwas bestimmtes Lust hat, was man gerade nicht haben kann, wird auf Dauer sehr unangenehm und unbefriedigend.

Was hilft, ist Ablenkung. Gehen Sie an die frische Luft und bewegen Sie sich etwas, telefonieren Sie mit Freunden und Familie oder finden Sie anderweitig Beschäftigung, die Sie auf andere Gedanken bringt. Dabei ist alles erlaubt, was Sie nicht noch weiter in Versuchung führt, wie etwa der Besuch von Orten oder Menschen, die Sie mit Essen assoziieren. Schon bald wird sich dieser Zustand wieder normalisieren und Ihr Körper gewöhnt sich an seinen Esszeitraum.

5. Am Ball bleiben

Fest steht, je mehr Routine sich einstellt, desto leichter fällt die Umgewöhnung auf Dauer. Trotzdem sollten Sie sich nicht dafür geißeln, wenn Sie hin und wieder eine Ausnahme machen. Wie bei allem im Leben, was uns nicht täglich guttut, wie beispielsweise viel Geld für ein Kleidungsstück auszugeben, was wir uns schon lange gewünscht haben, ist es wichtig, Ausnahmen als Ausnahmen zu verstehen. Wer seine neuen Gewohnheiten als den Status quo akzeptieren kann und weiß, dass sie Ihnen sowohl physisch als auch psychisch guttun, kann Ausnahmen auch flexibel einbinden, um nicht den Spaß am Fasten zu verlieren, weil man es mit andauerndem Verzicht in Verbindung bringt. So können Sie sich langfristig über eine verbesserte Gesundheit, ein stärkeres Selbstbewusstsein und ein besseres körperliches Wohlbefinden freuen, ohne sich alles zu verbieten, was Ihnen ab und an Freude bereitet.

INTERVALLFASTEN 16:8

Das Intervallfasten ist eine sehr beliebte Einstiegsmethode des Fastens. Zum einen verzichtet man nicht per se auf bestimmte Lebensmittel, die man gern konsumiert, und zum anderen gibt es einige Freiheiten, die man sich beim Intervallfasten oder auch intermittierenden Fasten nehmen kann. Wichtig ist, dass eine feste künstliche Hungerphase geschaffen wird, auf welche sich der Körper einstellen muss. Wann diese

Hungersphase erfolgt, ist jedem selbst überlassen. Dieses Ernährungsmodell unterstützt beim Gewichtsverlust und fördert nebenbei die Gesundheit, indem es den Körper Stück für Stück entgiftet. Durch die verminderte Aufnahme an Kalorien und den erhöhten Grundumsatz lernt der Körper, mit weniger sehr gut zurecht zu kommen und es geht fleißig an die Fettreserven.

Wie funktioniert 16:8-Fasten?

Das Prinzip ist einfach. 8 Stunden am Tag ist es erlaubt, zu essen, 16 Stunden nicht. Zwischen den Mahlzeiten wird eine längere Pause mit eingeplant. Auch wenn es am Anfang verlockend erscheint, ist es nicht zielführend, während der aktiven 8 Stunden mehr zu essen, als man es gewöhnlich tun würde. Es geht darum, den Körper langsam an Essenspausen zu gewöhnen und mit weniger Nahrung und Kalorien zurecht zu kommen und nicht in 8 Stunden möglichst schnell 4000 Kalorien zu verspeisen. Während des Fastens ist eine gute Flüssigkeitszufuhr sehr wichtig. Achten Sie deshalb darauf, sich immer ausreichend zu hydrieren und stets eine große Wasserflasche mit sich zu führen.

Wer kann mit dieser Methode abnehmen?

Für diese Fastenmethode eignet sich jeder Erwachsene, der Lust darauf hat, seine Essgewohnheiten zu optimieren, ohne auf bestimmte Lebensmittel zu verzichten. Wer allerdings einer schweren Krankheit ausgesetzt ist, sollte sich erst darauf fokussieren, zu genesen, bevor er seinem Körper dringend benötigte Energie für den Heilungsprozess entzieht. Das gilt sowohl für Menschen mit Krankheiten wie Diabetes oder Menschen mit einer Essstörung. Auch schwangere oder stillende Frauen sollten nicht fasten, da auch sie während dieser Zeit nicht gut mit weniger Energieaufnahme zurechtkommen. Sollten Sie sich unsicher sein, ob Intervallfasten für Sie infrage kommen könnte, sprechen Sie vorher mit

Ihrem Hausarzt.

Wie können die Mahlzeiten eingeteilt werden?

Das 16:8-Fasten erlaubt es Ihnen, die 8 Stunden, in denen gegessen werden darf, so zu legen, dass sie am besten in Ihren Alltag passen. Wer beispielsweise nicht gern frühstückt, kann das Frühstück auslassen und mittags mit dem Essen beginnen. Sagen wir, Sie essen das erste Mal um 12 oder 13 Uhr, dann können Sie bis abends 20 oder 21 Uhr Abendessen. Eine andere Option wäre, bis 17 Uhr zu essen, und am nächsten Morgen ab 9 Uhr wieder zu frühstücken. So kann sich jeder seinen Fastenzeitraum so legen, wie es am besten in seinen Lebensstil passt.

Die Vorteile des Intervallfastens 16:8

Das Fasten bringt einige gesundheitliche Vorteile mit sich. So wird neben dem Gewichtsverlust beispielsweise die Insulinsensitivität verbessert, was Diabetes vorbeugt. Wer langfristig fastet, regt zudem die Langlebigkeit seiner Gehirnfunktion und die Regeneration seiner Zellen an. Die Blutzuckerwerte werden optimiert und die Immunabwehr fährt hoch, was dauerhaft Krankheiten vorbeugt. Ein weiterer Vorteil dieser Fastenvariante ist die Flexibilität. Da die Zeiträume, in denen gegessen und gefastet wird, in Ihrer Hand liegen, können Sie selbst entscheiden, wann die Pause am besten zu Ihren Plänen passt. So muss auch niemand auf Geburtstagsfeiern oder andere Events verzichten.

Die Nachteile des Intervallfastens 16:8

Je nach Disziplin kann es bei dieser Fastenmethode passieren, dass Sie während der Essphase am Anfang den Drang verspüren, besonders viel zu essen, um die nächste Pause zu überstehen. Das verfehlt natürlich den Zweck. Gerade der Anfang ist – wie bei jeder neuen Ernährungsgewohnheit – etwas schwieriger, da der Körper sich erst einmal umstellen muss.

Jedoch sollte man darauf vertrauen, dass der Körper mit den Pausen gut zurechtkommt und die Umstellung schnell stattfindet. Es besteht also kein Grund dafür, mehr zu essen, als der Körper benötigt und einfordert. Gerade zu Anfang können deswegen Heißhungerattacken entstehen. Sollte das passieren, kann es helfen, sich abzulenken oder je nach Tageszeit schon die Zähne zu putzen.

Der Grundgedanke vom intermittierenden Fasten ist, dass man sich nicht den ganzen Tag gedanklich mit Essen beschäftigen muss. Wer sich darauf allerdings versteift und schon während der Essphase missmutig auf die Uhr blickt, weil er in 4 Stunden nicht mehr essen darf, macht es sich selbst unnötig schwer. Wer die Anfangszeit allerdings überstanden hat, wird es schnell als befreiend empfinden, 16 Stunden lang nicht mehr an das Thema Essen denken zu müssen.

Einen guten Start finden

Zu Beginn überlegen Sie am besten, welcher Zeitraum für das Pausieren und Essen am besten zu Ihren Präferenzen und Ihrem Alltag passt. Erlaubt ist, während der 8 Stunden, in denen gegessen werden darf, eigentlich alles, was Ihnen gefällt. Es wird empfohlen, während der kompletten Pause bei Getränken wie Tee, schwarzem Kaffee und Wasser (mit oder ohne Zitrone) zu bleiben. Auf Alkohol, Milch, Softdrinks und Säfte sollte verzichtet werden. Abhängig davon, wie viel Sie abnehmen möchten, macht es Sinn, die Mahlzeiten weitestgehend clean zu halten. Wer möglichst viel Körperfett abbauen möchte, sollte auf viel Gemüse, möglichst zuckerfreie Produkte und lange sättigende Lebensmittel wie Linsen und Vollkornprodukte setzen. Auf zu fettige Nahrungsmittel sollte möglichst verzichtet werden, jedoch ist es nicht verboten, sie zu konsumieren. Selbst wenn Sie so weiter essen wie bisher und sich „nur“ an die 16-stündige Pause halten, werden Sie deutlich weniger Kalorien zu sich nehmen als vorher und dadurch zwangsläufig Körperfett abbauen. Wer allerdings einen drastischen Umbruch möchte, hat es in der Hand, sich während seiner Esszeit an gesunde, ballaststoffreiche und sättigende Lebensmittel zu halten und so den Effekt zu maximieren. Gezielter Sport unterstützt den Erfolg, sollte aber im gesunden Rahmen gehalten werden.

Insbesondere für Sportanfänger sollte die Umstellung der Ernährung erst einmal Vorrang haben, bevor man den Körper zusätzlich an Trainingseinheiten gewöhnt.

Fazit

Die 16:8-Methode eignet sich ideal für alle, die bei einer Ernährungsumstellung nicht auf zu viele Lebensmittel verzichten möchten und sich langsam daran gewöhnen wollen, weniger zu essen. Wer allerdings striktere Regeln braucht, weil die Esszeiträume sonst bis zum Anschlag ausgereizt werden und viel mehr konsumiert wird, als eigentlich benötigt, sollte sich eventuell ein anderes Ernährungsmodell suchen, bei dem von A bis Z festgelegt ist, was auf dem Teller landet.

INTERVALLFASTEN 5:2

Das Prinzip des 5:2-Fastens beruht darauf, an 5 Tagen in der Woche regulär zu essen, während an 2 Tagen in der Woche gefastet wird. Dabei wird natürlich nicht gänzlich auf Nahrung verzichtet. Die Kalorienzufuhr wird an diesen beiden Tagen allerdings stark eingeschränkt. Anders als beim 16:8-Fasten gibt es hier zwar keine zeitliche Beschränkung, in der gegessen werden darf, dafür aber eine kalorische. Empfohlen wird, dass Frauen an Fastentagen bei einem Wert von rund 500 Kalorien den Tag über bleiben, Männer dürfen circa 600 Kalorien zu sich nehmen. Wie auch bei der 16:8-Methode ist es ratsam, genau darauf zu achten, welche Lebensmittel man während des Fastens konsumiert. Stark kohlenhydratlastige Lebensmittel wie Pasta, Kartoffeln oder Brot halten nicht lange satt, bringen dafür aber eine Menge an Kalorien mit.

Gute Quellen für langfristige Sättigung und benötigte Nährstoffe sind eiweißhaltige Lebensmittel, gesunde Fette und vitaminreiches Gemüse. Zudem sollte wie bei jeder Fastenmethode auf eine ausgewogene Flüssigkeitszufuhr geachtet werden.

Wie legt man sich seine Fastentage?

Im Interesse der Motivation sollten die beiden Fastentage nicht direkt aufeinander folgen. Auch wenn man sich anfangs vielleicht denken mag, dass man dann alles für die Woche bereits hinter sich hat, wird es auf Dauer sehr schwer werden, mit diesem System durchzuhalten. Wählen Sie stattdessen lieber eine Abfolge, in der Sie sich mindestens einen Tag Pause vom Fasten gönnen. Die Wochenenden sollten Sie auch fastenfrei bleiben, es sei denn, Sie arbeiten im Schichtdienst und haben im klassischen Sinne keine Wochenenden. Da zu dieser Zeit die meisten Unternehmungen und damit potenzielle Verlockungen präsent sind, ist es auf Dauer erschwerend, sich diese Erlebnisse im Vorfeld komplett durch Fasten zu verweigern.

Finden Sie also am besten unter der Woche 2 feste Tage, die Sie für das Fasten einplanen und machen Sie sich die Umsetzung mit ausreichend Vorbereitung leichter, um dauerhaften Erfolg zu generieren.

Tipps für die Umsetzung

1. Schmackhafte Rezepte für einen guten Start auswählen

Um einen guten Start beim 5:2-Fasten zu finden, ist es ratsam, sich vor allem in den ersten Wochen etwas mehr Zeit zur Planung zu nehmen und sich gut zu überlegen, wie Sie Ihr Kalorienkontingent verbrauchen möchten. Die erlaubten Kalorien können an beiden Fastentagen in eine oder mehrere Mahlzeiten investiert werden, wobei diese – wie erwähnt

– lange sättigend sein sollten. Wählen Sie Rezepte aus, auf die Sie sich freuen und die Sie gut vorbereiten können, um die ersten Tage möglichst angenehm zu gestalten.

2. Ausreichend trinken

Ausreichend hydriert zu sein, ist vor allem beim Fasten sehr wichtig. Falls Ihnen Wasser alleine zu langweilig ist, können Sie auch auf ungesüßte Tees, Gemüsebrühe oder Knochenbrühe zurückgreifen.

3. Ausgewogene Ernährung auch an Nicht-Fasten-Tagen

Auch wenn es vielleicht der erste Reflex ist, wenn man weiß, dass 2 Tage mit verminderter Energiezufuhr bevorstehen, ist es nicht hilfreich oder zielführend, an den fastenfreien Tagen mehr zu sich zu nehmen, als benötigt. Im Gegenteil, es erschwert Ihnen die Einschränkungen an Fastentagen nur noch mehr. Empfehlenswert ist es, auch während der regulären Tage darauf zu achten, möglichst gesund und ausgewogen zu essen. Das bedeutet nicht, dass nicht auch mal ein Burger auf dem Teller landen darf, aber dieser sollte nicht den Hauptteil der Speisepläne ausmachen. Essen Sie so, dass Sie sich gut und satt fühlen und achten Sie darauf, an diesen Tagen nicht in ein Kaloriendefizit zu kippen.

4. Legen Sie intensives Training auf die Nicht-Fasten-Tage

Um dem Körper das Zurechtkommen mit deutlich weniger Kalorien nicht noch weiter zu erschweren, ist es ratsam, besonders anstren - gendes Training auf die Tage zu legen, an denen Sie sich mehr Energie für ein Workout zuführen können. An Fastentagen können Sie auf weniger fordernde Sportarten wie Yoga oder entspanntes Schwimmen setzen.

5. Flexibilität hält die Motivation am Leben

Wenn der Geburtstag mit anschließendem Geburtstagsessen eines guten Freundes auf einen Ihrer Fastentage fällt, oder die Weihnachtsfeier Ihrer

Firma ansteht, sollten Sie sich selbst nicht von diesen Veranstaltungen ausschließen, sondern Ihren Fastentag flexibel umlegen. Solange das nicht jede Woche bei Kleinigkeiten passiert, kann dies positive Auswirkungen auf Ihre neue Gewohnheit haben. Wer sich selbst nicht aus geliebten sozialen Ereignissen ausschließt und hin und wieder genießt, tendiert weniger dazu, seine neuen Gewohnheiten aufzugeben, oder Sie als störend zu empfinden.

Langfristige Vorteile der 5:2-Methode

Die positiven gesundheitlichen Aspekte ähneln dem Intervallfasten 16:8, nur sind Sie bei der 5:2-Variante aufgrund der geringeren Umstellung nicht ganz so enorm. Dennoch ist diese Fastenform eine gute Möglichkeit, um Ihren Blutzucker zu senken, die Cholesterinwerte zu optimieren, Körperfett abzubauen – ohne sich vor einem Jo-Jo-Effekt fürchten zu müssen – sowie das Risiko auf Herz-Kreislauf-Erkrankungen deutlich zu senken. Ein deutlicher Vorteil im direkten Vergleich zur 16:8-Methode, ist die größere Flexibilität. Wer 5 Tage die Woche essen darf wie bisher, wird so gut wie keine Probleme haben, diese Methode in seinen Alltag zu integrieren.

Beispielhafte Gerichte mit der 5:2-Methode

Frühstück:

Magerquark mit Beerenpüree und Agavendicksaft

Mittagessen:

Hähnchenspieß mit Paprika und Zucchinigemüse

Abendessen:

Gurkensalat mit Radieschen und selbstgemachtem Joghurtdressing

Mit ein wenig Übung kann man auch mit 500 Kalorien über den Tag verteilt einige tolle Gerichte zaubern und sich seine Fastentage so deutlich angenehmer gestalten. Besonders gut: Da es sich empfiehlt, kaloriensparend zu kochen, werden weniger Zutaten benötigt als üblich und Sie brauchen weitaus weniger Vorbereitungszeit.

Fazit

Das 5:2-Fasten bietet die perfekte Option für alle, die sich nicht jeden Tag zeitlich einschränken lassen möchten, wenn es ums Essen geht. Auch wenn nur an 2 Tagen gefastet wird, können einige positive Veränderungen auftreten, insofern an den übrigen 5 Tagen nicht nur Burger, Pommes und Tiefkühlpizza konsumiert werden. Wichtig ist es auch hier, dass realistisch an die neue Ernährungsmethode herangegangen wird. Die beiden Tage des Fastens sollten so ausgewählt werden, dass sie am ehesten verschmerzbar sind und nicht ständig verzichtet werden muss, weil sich die Firma beispielsweise jeden Mittwochabend gemeinsam auf ein After-Work-Bier in der Bar nebenan trifft, man sich aber eisern vorgenommen hat, montags und mittwochs zu fasten. Wer seine Optionen dahingehend gut abgewogen und sich ein paar Möglichkeiten zusammengesucht hat, um an Fastentagen mehrere Mahlzeiten im Kalorienkontingent vorzubereiten, hat hier eine sehr solide Ernährungsmethode mit vielen Freiheiten und schnellen Erfolgen an der Hand.

VEGAN ABNEHMEN

Was vor 10 Jahren noch belächelt wurde, hat seit einigen Jahren einen fulminanten Einzug in die Lebensmittelindustrie gehalten. Knapp zwei Prozent der Weltbevölkerung ernähren sich mittlerweile vegan und verzichten damit auf tierische Lebensmittel wie Fleisch, Eier oder Käse. Doch nicht nur Menschen mit den typischen Überzeugungen werden

Veganer. Viele Menschen versprechen sich von der veganen Ernährung weniger Körperfett. Laut Studien liegen sie mit der Annahme gar nicht mal so falsch, denn Veganer haben im Durchschnitt einen niedrigeren BMI als Nicht-Veganer, müssen dafür nicht einmal Kalorien zählen und können sich trotzdem bei jeder Mahlzeit satt essen.

Das bedeutet nicht, dass sich jeder Veganer pauschal besser ernährt, denn auch für Veganer gibt es einige Kalorienbomben auf dem Markt, jedoch bietet diese Ernährungsart, richtig angewandt, ein gutes Fundament für ein schöneres Ergebnis auf der Waage. Für Menschen mit einem typischen Ernährungsstil klingt Veganismus erst einmal nach purem Verzicht. Viele können sich kaum vorstellen, was letztlich überhaupt noch auf den Teller darf, wenn Milchprodukte, Eier, Fisch und Fleisch entfallen.

Was isst man am besten bei der veganen Ernährung?

Langfristige Sättigung generiert man in der veganen Ernährung vor allem durch den Konsum von Vollkornprodukten, Hülsenfrüchten sowie Obst und Gemüse. Diese Lebensmittel sind voller Ballaststoffe und Wasser. Das macht sie sehr füllend und ideal im Kampf gegen Heißhunger. Energie wird durch komplexe Kohlenhydrate gewonnen. Anders als bei einer fleischlastigen Ernährung, können Sie sich bei veganen Mahlzeiten darüber freuen, nach dem Essen nicht in die typischen Müdigkeitsphasen zu fallen. Um sich zu jeder Zeit mit genug Energie zu versorgen, ist es ratsam, vor allem viel Vollkorngetreide und Hülsenfrüchte zu konsumieren. Haferflocken, Vollkornpasta sowie Vollkornbrot sind ideale Energielieferanten. Ein weiterer wesentlicher Bestandteil einer vollwertigen Ernährung ist Protein. Da man dieses hauptsächlich aus tierischen Lebensmitteln gewinnt, ist es gerade bei der veganen Ernährung wichtig, Alternativen in den Ernährungsplan einzubauen. Folgende Lebensmittel sind von Haus aus sehr proteinhaltig:

Proteinhaltige vegane Lebensmittel

– Bohnen

– Tofu

– Tempeh

– Kichererbsen

– Brokkoli

– Quinoa

– Linsen

Bei häufigem Konsum lässt sich mit diesen Lebensmitteln bei regelmäßigem Sport die Muskelmasse versorgen und ausbauen. Wer seinen Fokus auf das Abnehmen mit der veganen Ernährung legt, sollte zudem darauf achten, möglichst unverarbeitete Produkte zu essen. Auch wenn es mittlerweile im Süßigkeitenregal eine Vielzahl veganer Produkte gibt, sollten diese nicht zu oft im Einkaufswagen landen. Sie sind zwar vegan, aber trotzdem kalorienreich.

Vegane Dickmacher

Neben diversen Naschereien ist es vor allem der vegane Käse, der einige Kalorien mit sich bringt. Viele wünschen sich bei einem Ernährungsumstieg leckere Ersatzprodukte, um nicht gänzlich auf Lebensmittel zu verzichten, die sie sonst gern essen. Hin und wieder spricht auch nichts dagegen, diese Produkte zu konsumieren. Es ist nur wichtig, zu wissen, dass der Großteil der Ersatzprodukte aus Fetten besteht und daher eher zur Ausnahme gemacht werden sollte, wenn man sein Körperfett reduzieren möchte. Um sich einen Überblick darüber zu verschaffen, welche Produkte gute Nährwerte liefern, ist es gut, sich die Labels durchzulesen und die Kalorien mit denen der tierischen Originalprodukte zu vergleichen. Fleischersatzprodukte aus Soja sind beispielsweise sehr fettarm und können daher gut in die Ernährung eingebunden werden.

Nicht nur die Fette in veganen Lebensmitteln schlagen auf die Figur. Oftmals wird viel Zucker verwendet, auch wenn nicht direkt von Zucker auf den Verpackungsrückseiten gesprochen wird. Neue Süßungsmittel wie Glukose-Fruktose-Sirup und Isoglukose klingen erst einmal harmlos, sind allerdings noch schlechter für eine hochwertige Ernährung geeignet als normaler Zucker, und fördern zudem noch Heißhunger.

Beispielhafte Gerichte aus der veganen Küche

Wie bei jeder neuen Ernährungsmethode, bedarf es auch für die veganen Küche etwas Übung und Geduld, bis sich eine Routine einstellt und man nicht mehr auf Rezeptbücher angewiesen ist, um sich etwas ohne tierische Produkte zu kochen. Doch bei der großen Auswahl an Gerichten für jede Geschmacksrichtung, werden Sie bald merken, dass es weder kompliziert noch eintönig sein muss, vegan zu kochen.

Frühstück:
Couscous Frühstücks-Bowl mit Apfel, Himbeeren und Nüssen
Mittagessen:
Pilz-Gemüsepfanne mit Tofu und Kokosmilch
Abendessen:
Linsen-Gemüseeintopf
Snacks:
Veganes Schokoladen-Bananenbrot mit Walnüssen

Insbesondere bei den Desserts lassen sich so viele Leckereien erschaffen, dass sich selbst Nicht-Veganer rückversichern werden, ob das, was sie gerade gegessen haben, wirklich vegan war. Natürlich sind Snacks immer mit Vorsicht zu genießen und sollten nicht jeden Tag auf dem Plan stehen, allerdings kann man sie als angenehme Begleiterscheinung der neuen Ernährungs-gewohnheiten ansehen und sich von Zeit zu Zeit mit ihnen belohnen.

Gesundheitliche Vorzüge des Veganismus

Nicht nur für die Tierwelt ist Veganismus etwas Gutes. Aufgrund der weniger fetthaltigen Ernährung durch den Verzicht auf Fleisch, neigen Veganer weitaus seltener zu Übergewicht und Diabetes. Auch Herzerkrankungen kann langfristig vorgebeugt werden, da sich die Cholesterinwerte ohne Fleisch verbessern.

Fazit

Wer verstärkt darauf achtet, bei einer veganen Ernährung seinen Nährstoffbedarf abzudecken und in der Natur kaum vorkommende Nährstoffe wie Jod dauerhaft zu supplementieren, der kann mit dieser Ernährungsart einiges an Körperfett verlieren, da Fette aus tierischen Produkten entfallen – und trägt zudem seinen Teil zu einer niedrigeren Co2-Bilanz durch Massentierhaltung bei. Da es mittlerweile sehr viele vegane Produkte, Cafés und ganze Restaurants gibt, lässt sich diese Lebensweise heute besser in den Alltag einbauen als je zuvor und auch mit Sport lässt sie sich gut kombinieren, insofern der Körper ausreichend mit Eiweiß aus pflanzlichen Quellen versorgt wird. Selbst hochwertige vegane Proteinpulver haben es mittlerweile auf den Markt geschafft. Wer also schon länger einmal versuchen wollte, sich vegan zu ernähren, hat mittlerweile keine Ausreden mehr.

Abnehmstrategien für jeden Alltag

FÜR 9 TO 5 ANGESTELLTE

Tatsächlich ist es für 9 to 5 Angestellte mit Abstand am einfachsten, eine feste Routine in ihre Ernährung und ihr Training zu bringen. Durch geregelte Arbeitszeiten und weitestgehend feste Mittagspausen haben sie im Vorfeld schon eine Routine, auf die sich gut aufbauen lässt. Auch hier muss sich wieder mit der Frage auseinandergesetzt werden, welcher Typ man ist.

Neigt man eher dazu, gedankenverloren über den Tag hinweg an seinem Arbeitsplatz zu essen oder hat man einen festen Platz zum Essen außerhalb vom Arbeitsplatz? Geht man viel auswärts mit den Kollegen essen oder bringt sich jeder seine Mahlzeiten mit? Dasselbe Fragemodell kann beim Sport angewendet werden. Muss man sich zum Training aufraffen oder kann man es genießen, am Tag 20-60 Minuten nur für sich zu sein und an seine Grenzen zu gehen?

Erledigen Sie den Sport lieber früh morgens, spät abends oder vielleicht sogar in der Mittagspause? Wenn man sich diese Fragen einmal beantwortet hat, lässt sich schnell ein individuelles Konzept erstellen, was eine neue Routine auf lange Sicht gut integrieren lässt. Wer noch nicht sicher sagen kann, ob sich ein Training morgens oder abends besser absolvieren lässt, kann beides einfach einmal ausprobieren und dann für sich entscheiden, womit langfristig gearbeitet werden kann.

Als Orientierungshilfe könnte so ein beispielhafter Tag eines Frühaufstehers mit etwas vorgeplanter Ernährung und einem festen Trainingsplan aussehen:

Sarah arbeitet in einer Werbeagentur. Ihre regulären Arbeitszeiten sind von 9-17:30 Uhr, mit einer Stunde Mittagspause. Da Sarah nach der Arbeit gern alles erledigt haben möchte, hat sie sich entschieden, ihr Training auf den Morgen zu verlegen.

5:45-8:30 Uhr

So klingelt der Wecker 3 Mal unter der Woche um 5:45 Uhr, da um 6:30 Uhr ein Crossfit-Kurs in ihrem Fitnessstudio stattfindet. Der Kurs geht eine Stunde. Danach wird sich mit den anderen Kursteilnehmern für circa 15 Minuten gedehnt. Jetzt hat Sarah eine Dreiviertelstunde Zeit, um sich für die Arbeit fertig zu machen, davor noch einen Saunagang zur Entspannung zu erledigen und sich auf den Weg ins Büro zu machen.

8:50-9:00 Uhr

10 Minuten vor Arbeitsbeginn macht sie sich ihren mitgebrachten Joghurt mit frischen Früchten und einem aufgeschnittenen Proteinriegel als Topping fertig, holt sich einen schwarzen Kaffee, eine Flasche Wasser mit Zitrone und beginnt ihren Arbeitstag.

12:30-13:30 Uhr

In der Regel kocht Sarah sich ihr Mittagessen für zwei Tage im Voraus vor. Hin und wieder kommt es aber auch vor, dass gemeinsam mit den Kollegen auswärts essen gegangen wird. Dann wird meistens gemeinsam entschieden, wo gegessen wird. Sarah wählt ihre Mahlzeiten dann nach Möglichkeit so aus, dass es eine gute Mischung aus Gemüse, Eiweiß- und Kohlenhydratquellen darstellt. Von Kumpir über Sushi, Salate und Suppen kann dabei frei variiert werden. Heute hat Sarah sich ihr Essen allerdings mitgebracht. Vor 2 Tagen hat sie eine Extraportion Curry mit Gemüse und Garnelen für die Arbeit vorgekocht. Gemeinsam mit den anderen Kollegen wird außerhalb des Arbeitsplatzes gegessen.

15:30-17:30 Uhr

Wenn Sarah Lust auf einen Snack bekommt, greift sie auf mitgebrachte Gemüsesticks mit Kräuterquark-Dip zurück. Eine kleine Packung Nüsse steht ebenfalls bereit. So lässt sich die Zeit bis zum Abendbrot gut überbrücken.

18:00-19:30 Uhr

Weil das Sportprogramm am Morgen schon erledigt wurde, hat Sarah den ganzen restlichen Tag Zeit, um zu tun, wonach ihr der Sinn steht. In der Regel gibt es zum Abendbrot etwas Leichtes mit Varianz zum Mittagessen. Allerdings schaut Sarah beim Abendessen nicht auf jede einzelne Kalorie, wenn sie an dem Tag schon trainiert und sich sonst vernünftig ernährt hat. So hat sie nicht das Gefühl, zu verzichten und findet ihre Balance zwischen Training und Ernährung.

21:30-22:00 Uhr

Um am nächsten Morgen wieder fit zu sein, geht Sarah früh ins Bett. Selbst wenn kein frühes Training am Morgen ansteht, hat sie diese Routine für sich entwickelt, da es ihr so leichter fällt, an Trainingstagen morgens aus dem Bett zu kommen. So schafft sie sich Raum für 7,5-8 Stunden Schlaf und fühlt sich am nächsten Tag fit und erholt.

Abwandlung für Spätaufsteher

Wem das frühe Aufstehen partout nicht liegt, der kann sein Training auch nach der Arbeit absolvieren. In dieser Konstellation wird ein üppigeres Mittagessen mit viel Protein und etwas Kohlenhydraten und Gemüse sowie leichte Snacks für den Nachmittag eingeplant, um für das spätere Training genügend Energie zu gewährleisten. Nach dem Training kann direkt ein Eiweißshake oder Riegel eingenommen werden. Zuhause gibt es dann etwas Leichteres, was nicht zu schwer im Magen liegt, bevor es am nächsten Morgen mit einem sättigenden Frühstück wie Bauernfrühstück oder überbackenem Vollkornbrot mit Tomate, Avocado und Ei weiter geht.

Welche Sportarten eignen sich für 9-5 Angestellte?

Hier ist alles erlaubt, was gefällt, und langfristig Freude bringt. Wer bisher noch nicht den passenden Sport für sich gefunden hat, kann mit Probetrainings und anderen Angeboten ausprobieren, was am meisten Spaß macht. Die Härte des Sports ist dabei erst einmal nicht entscheidend.

Durchhaltevermögen und regelmäßige Bewegung als Ausgleich sind wichtig. Wer für eine individuelle Sportart nicht zu viel Geld ausgeben möchte, kann sich informieren, welche Angebote die naheliegenden Fitnessstudios haben. Viele Studios sind mittlerweile weitaus breiter aufgestellt, als man glaubt. So gibt es neben den klassischen Bauch-Beine-Po-Kursen bei vielen inzwischen auch Tanz, Box-, Kickbox- oder Powerliftingkurse. Der Monatsbeitrag dafür fällt in der Regel deutlich niedriger aus als bei einem Verein. Der Vorteil von dem Training in einer festen Gruppe ist, dass Sie neben dem Sport auch noch soziale Kontakte knüpfen und sich so gegenseitig motivieren können.

Sie trainieren ungern in der Gruppe? Probieren Sie sich doch an Joggen, Yoga oder HIIT aus. Für viele Sportarten gibt es auf YouTube kostenloses Material, mit dem sich gut trainieren lässt. Wer etwas mehr ausgeben kann und möchte, kann sich zudem nach einem Personaltrainer erkundigen. Pro Stunde nehmen diese in der Regel zwischen 80-100 Euro, zeigen dabei allerdings auch ganz individuelle Übungen, die Sie Ihren Zielen näherbringen und die Sie auch alleine durchführen können, und sind zudem immer feste Ansprechpartner bei Fragen.

FÜR SELBSTSTÄNDIGE

Als Selbstständiger kann man seinen Alltag manchmal nur sehr schwer planen. Mal hat man kaum freie Zeit für ein ausgiebiges Training oder um zu kochen, mal auch mehr. So lässt es sich in der Regel nur sehr schwer zu einer Routine finden. Möglich ist es aber trotzdem, wenn man sich seine Zeit fürs Kochen oder Trainieren schon so legt, dass keine Termine diese Zeit stören könnten.

Wie bei jedem 08/15-Alltag ist es auch hier gut und wichtig, sich im Vorfeld Ziele zu setzen. Wie oft kann man sich in einer Woche realistisch Zeit für ein Training nehmen? Wie oft kann gekocht werden? An welchen Tagen steht so viel an, dass es sich nicht fest sagen lässt, wie viel Zeit am Ende des Tages noch für diese Dinge übrig ist? Gerade solche Tage sollte man gezielt vorplanen. Wenn man sich selbst nicht versprechen kann, an diesem Tag genug Luft für ein frisch gekochtes Essen zu finden, dann kocht man am besten am Vortag dafür vor. Sie wissen nicht, wann Sie an solchen Tagen den Raum für ein Training haben? Stellen Sie sich zwei Stunden vor Ihrem ersten Termin einen Wecker und nutzen Sie die Zeit, um an der frischen Luft laufen zu gehen, Ihrem liebsten Fitnessstudio einen Besuch abzustatten oder Zuhause ein Bodyweight-Workout einzubauen.

Die Königsklasse – Geschäftstermine außerhalb

Selbst wenn Sie auf Geschäftsreise sind, können Sie einiges an Stress umgehen. Viele Fitnessstudios bieten so genannte Drop-Ins an. Das bedeutet, dass Sie nur den Tag, an dem Sie dort trainieren, zahlen müssen, ohne eine Mitgliedschaft abschließen zu müssen. Je nach Studio lassen sich so zahlreiche Angebote finden, welche entweder nur für einen Tag, für drei Tage oder eine Woche gelten. Und auch beim Thema Ernährung kann man vorplanen. Buchen Sie sich doch, anstelle eines Hotelzimmers, ein

Appartement mit Kochnische und bereiten Sie sich in der Früh vor Ihren Terminen ein paar einfache und unaufwendige Mahlzeiten für zwischendurch zu. Sollten Sie abends mit Kunden auswärts essen gehen, greifen Sie vielleicht nicht direkt zu Burger und Cola, sondern schauen Sie auch hier, dass Ihre Mahlzeit weitestgehend in Ihre aktuelle Ernährung integrierbar ist. Wenn Sie das Restaurant vorschlagen können, ist es klug, sich vorher einmal die Speisekarte online anzusehen. So können Sie sicherstellen, dass Sie sich nicht in der Not mit einem Wiener Schnitzel und Pommes zufriedengeben müssen, sondern eine nahrhafte Alternative auf der Karte finden werden.

Rezeptideen, wenn es schnell gehen muss:
Wenn Sie einen dieser Tage in der Agenda erreicht haben, an dem Sie von Meeting zu Meeting eilen müssen und nur Zeit für etwas Schnelles haben, eignen sich folgende Gerichte:

Couscous-Salat mit Thunfisch, Halloumi oder gebratenem Hähnchen

Es gibt kaum etwas, was zeitgleich so nahrhaft und schnellgemacht ist, wie Couscous-Salat. Er lässt sich auf jede Ernährungsart anpassen, egal ob Vegetarier oder Fleischesser. Nehmen Sie sich am Vorabend oder in der Früh einfach eine Viertelstunde zur Vorbereitung und fertig ist der Zauber. Den Couscous einfach je nach Menge mit etwas kochendem Wasser aufgießen, abdecken und 5 Minuten quellen lassen und in der Zwischenzeit alles zusammenschneiden, was Sie sonst noch im Salat haben möchten. Ob getrocknete Tomaten, Gurken, Mais, Avocado, Oliven oder Paprika. Werfen Sie rein, was Ihnen gefällt. Wer möchte, kann sich dazu gut etwas Halloumi oder Hähnchen anbraten. Wenn alles vorbereitet ist, einfach eine große Frischhaltedose nehmen und befüllen.

Besonders toll: Couscous-Salat schmeckt warm als auch kalt hervorragend und hält sich selbst ohne Kühlschrank für einige Stunden, insofern das Fleisch – falls vorhanden – ordentlich durchgebraten wurde. Sollten Sie Avocado mit in Ihren Salat schneiden, beträufeln Sie hinterher alles mit etwas Zitronensaft. Das hält die Avocado länger frisch und gibt eine angenehme Geschmacksnote hinzu.

Wraps mit Gemüsecurry-Füllung

Ein weiterer Klassiker, wenn die Zeit mal drückt, sind natürlich Wraps. Ähnlich wie der Couscous-Salat haben Sie den Vorteil, dass Sie nach einmaligem aufbacken nicht mehr erhitzt werden müssen, falls die entsprechenden Geräte nicht zur Verfügung stehen, und lassen sich komplett individuell befüllen.

In diesem Beispiel nehmen Sie für die Füllung Ihr liebstes Gemüse – gut eignen würden sich Brokkoli, Zucchini, Paprika Kartoffeln und Kichererbsen – und schwitzen alles kurz mit ein paar Zwiebeln in einer Pfanne an. Dann folgt eine halbe Dose Kokosmilch, Tomatenmark und reichlich Currypulver. Lassen Sie alles für circa 15 Minuten auf niedriger Stufe köcheln und würzen Sie es hinterher mit Salz, Pfeffer und Kurkuma. Pieken Sie dann mit einer Gabel die einzelnen Gemüsesorten kurz an, um zu testen, ob sie gar sind und nehmen Sie die Pfanne vom Herd.

Erwärmen Sie die Wraps (circa. 2 Stück pro Mahlzeit) für 5 Minuten im Ofen, und rollen Sie dann in Alufolie ein. Das Gemüse und ein halbes geschnittenes Romanasalatherz füllen Sie in zwei separate Frischhaltedosen. Das war es schon. Wenn Sie am nächsten Tag der Hunger packt, nehmen Sie sich einen Wrap, befüllen ihn erst mit Gemüse und dann mit dem Salat und rollen ihn dann zusammen. Die Zeit, vom Vorheizen des Ofens bis zum Befüllen der Frischhaltedosen, dauert maximal 25 Minuten.

FÜR ELTERN

Sobald ein kleiner Knirps auf dem Vormarsch ist, werden spontane Ausflüge ins Fitnessstudio und stundenlange Vorbereitungen in der Küche nicht mehr zur Selbstverständlichkeit. Mamas und Papas müssen sich ihre freie Zeit sehr gut einteilen und dabei weitestgehend flexibel bleiben, falls Junior mit einem Wehwehchen um die Ecke kommt, bei den Hausaufgaben eingesprungen werden muss oder ein Kindergeburtstag vorbereitet werden muss.

Deswegen ist auch hier der wertvollste Rat: Nicht gleich den Kopf in den Sand stecken, wenn die Planung unmöglich scheint, sondern die Lücken finden und für den Fall der Fälle mit guten und schnellen Rezepten sowie Trainingseinheiten vorbereitet sein.

In Puncto Mahlzeiten ist es zeitsparend, wenn Sie sich an Gerichte mit Lebensmitteln aus Ihrem Basisvorrat halten, oder Ihre Gerichte mit besonderen Zutaten soweit vorausplanen, dass der Einkauf dafür schon erledigt ist und Sie bei einem freien Zeitfenster einfach nur noch in die Küche gehen und loslegen müssen.

Folgende Lebensmittel eignen sich gut für einen Stammplatz auf jeder Einkaufsliste:

– fettarmer Fisch wie Heilbutt, Kabeljau, Seelachs oder Zander (tiefgefroren ist eine gute Option für längere Haltbarkeit)

– ein paar Hähnchenbrüste

– Kartoffeln, Süßkartoffeln und Reis

– Eier

– viel Gemüse (notfalls auch tiefgekühlt) wie Salat, Brokkoli, Zucchini,

Paprika, Pilze, Bohnen oder Spinat

– passierte Tomaten, Quark und kalorienreduzierte Dressings

– Nüsse und gute Öle wie natives Olivenöl, Kokosöl oder Avocadoöl

Aus diesen Lebensmitteln lassen sich eine Reihe an Gerichten zaubern, die alle jeweils nicht besonders viel Pflege brauchen und sich zur Not auch mit Baby in der Trage vorbereiten lassen.

So haben Sie je nach Tagesstimmung die freie Wahl zwischen Currys, Aufläufen, Salat, Rührei und Omelette, gegarten Filets mit gedünstetem Gemüse, Ofengemüse oder dem Klassiker Spinat mit Kartoffeln und Ei.

Und in sportlicher Hinsicht?

Generell gilt natürlich, dass es Ihnen aufgrund des Nachwuchses wahrscheinlich nicht so häufig möglich sein wird, ein Studio oder Kurse zu besuchen, wie es bei Menschen ohne Kinder der Fall wäre, aber das bedeutet nicht, dass Sie nicht trotzdem ordentlich ins Schwitzen kommen können. Abhängig vom Alter Ihres Kindes/Ihrer Kinder, lassen sich die Kleinen in die meisten Trainingseinheiten sehr gut mit einbeziehen. Für jede der aufgelisteten Übungen gilt: Keine Übung muss am Stück durchgeführt werden. Splitten Sie sich die Wiederholungen je nach Fitnesslevel auf und hören Sie dabei gut auf Ihren Körper. Wenn Sie 50 Wiederholungen in 5er-Schritten absolvieren, ist das absolut in Ordnung. Sie werden sehen, dass eine Steigerung sehr bald möglich sein wird.

Säuglingsalter und Kleinkindalter

Wenn Ihr Kleines noch so jung ist, dass es nicht ohne Aufsicht bleiben darf, können Sie es optimal in einige Übungen integrieren und so fit bleiben, ohne den Nachwuchs aus den Augen zu lassen. Alles was Sie brauchen, sind Sie selbst und gegebenenfalls ein Tragetuch. Bei einem etwas älteren Kind lassen sich diese Übungen mit kleinen Abänderungen genauso durchführen.

Walking Lunges/einfache Ausfallschritte am Platz oder auf Distanz
Nehmen Sie Ihr Kleines auf den Arm oder wickeln Sie es in ein Tragetuch, welches Sie sich wie gewohnt umbinden. Jetzt machen Sie aus der aufrechten Position einen großen Ausfallschritt nach vorn. Achten Sie darauf, dass Ihr Knie nicht über Ihre Fußspitzen hinausragt und Ihr hinteres Bein nicht den Boden berührt, sondern nur knapp darüber gehalten wird. Jetzt haben Sie die Option entweder aus der Bewegung zurück in den aufrechten Stand zu gehen oder eine kleine Strecke – je nachdem wie viel Platz Ihnen zur Verfügung steht – in Ausfallschritten zurück zu legen. Achten Sie dabei darauf, dass der Kopf Ihres Babys gut fixiert ist und nicht zu stark nach vorn oder hinten gezogen wird. Halten Sie ihn notfalls vorsichtig in seiner Position, während Sie die Übung ausführen.

Wenn Ihr Kind schon etwas älter ist und in der Lage ist, seinen Kopf selbst zu tragen und sich eigenständig festzuhalten, können Sie die Übung genauso durchführen, nur das Sie Ihr Kind in diesem Fall Huckepack auf Ihren Rücken nehmen können.

Wiederholungsanzahl: Pro Bein 25 Schritte.

Einfachere Option: Führen Sie die Schritte rückwärts auf der Stelle aus.

Schwierigere Option: Halten Sie den Ausfallschritt pro Wiederholung für 3 Sekunden am tiefsten Punkt.

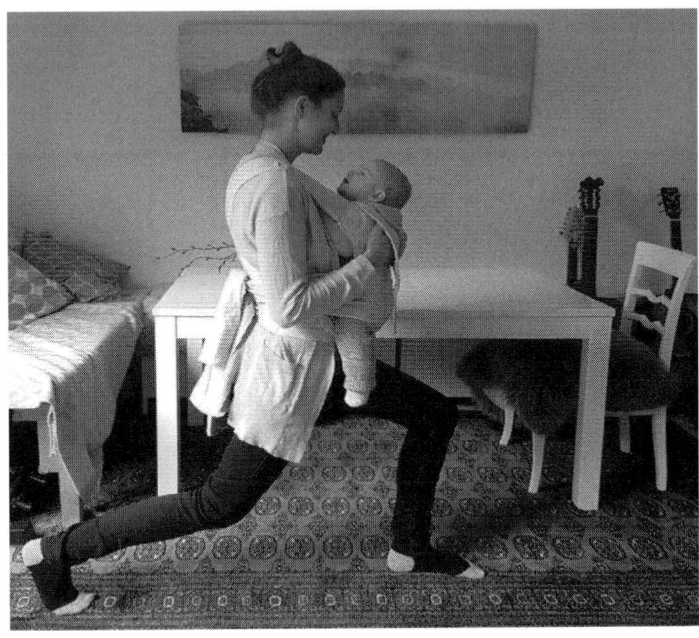

Bild von Heike Gerkrath via https://haselnussblond.de

Air Squats/Kniebeugen

Wie schon bei den Walking-Lunges, kann Ihr Nachwuchs in dem Tragetuch oder in der gehaltenen Position vor Ihrer Brust bleiben. Stellen Sie sich etwas breiter als schulterbreit hin, drehen Sie Ihre Fußspitzen nach außen und gehen Sie mit aufrechtem Oberkörper langsam in eine sitzende Position über, wobei Sie darauf achten, Ihre Knie nach außen zu drücken und nicht nach innen sacken zu lassen. Wenn Ihre Knie und Ihr Gesäß auf einer Linie in einem 90-Grad-Winkel sind, ist die ideale Position erreicht. Ihr Kleines agiert dabei als Zusatzgewicht und wird Sie selbst mit ein paar Kilos mehr ordentlich fordern. Sollte Ihr Kind schon etwas älter sein, können Sie es entweder auf den Arm oder die Schultern nehmen oder im Huckepack auf dem Rücken tragen, während Sie die Übung durchführen.

Wiederholungsanzahl: 50 Stück.

Idealerweise teilt man diese Übung in 5 Sätze mit 10 Wiederholungen auf.

Einfachere Option: Schlichte Squats ohne das Zusatzgewicht durch Ihr Baby/Kind.

Schwierigere Option: Jumping Squats. Die Ausführung ändert sich im eigentlichen Ablauf nicht, jedoch müssen Sie in der Phase des Aufrichtens aus dem Squat einen kleinen Sprung nach oben ausführen und beim Aufkommen wieder behutsam in den Squat federn. Achten Sie hier darauf, den Kopf Ihres Babys in Position zu halten.

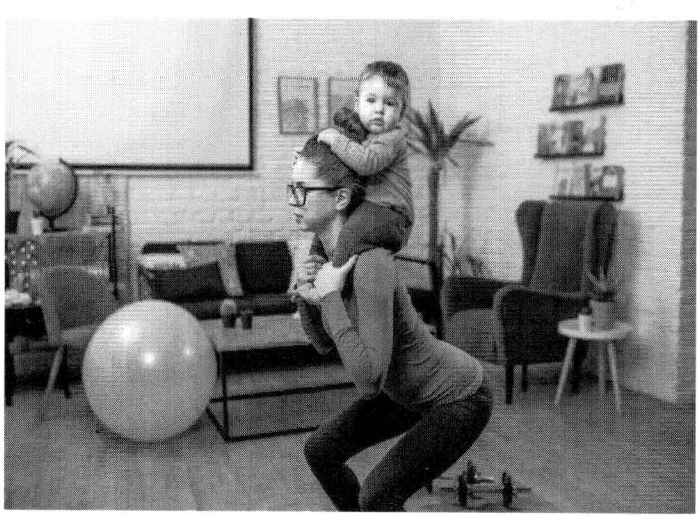

Bild von https://flo.health/being-a-mom/adjusting-to-motherhood/weight-and-body-image/exercises-after-normal-delivery

Glute Bridge/Beckenheben

Für die Glute Bridge legen Sie sich auf den Rücken und stellen die Beine hüftbreit auf. Legen Sie Ihr Kleines etwas schräg auf Ihre Hüfte und Ihre Oberschenkel und stützen Sie es mit Ihren Händen, damit es in einer stabilen Position bleibt. Jetzt heben Sie Ihren Po soweit es geht nach oben, sodass sich zwischen Ihren Knien und Ihrem Oberkörper eine Brücke bildet. Wenn Ihr Nachwuchs später etwas gewachsen ist und seinen Oberkörper alleine aufrecht halten kann, kann es sich auf Ihre Hüfte setzen und sich an Ihren Beinen festhalten, während Sie es zusätzlich mit Ihren Händen stützen.

Wiederholungsanzahl: 50 Stück. Idealerweise teilt man diese Übung in 5 Sätze mit 10 Wiederholungen auf.

Einfachere Variante: Führen Sie diese Übung ohne das Zusatzgewicht von Ihrem Baby aus.

Schwierigere Variante: Halten Sie die Übung jedes Mal am höchsten Punkt der Brücke für 3 Sekunden/und/oder erschweren Sie sich das Hochdrücken zusätzlich noch mit einem Widerstandsband, welches Sie zwischen Ihre Oberschenkel Außenseiten spannen.

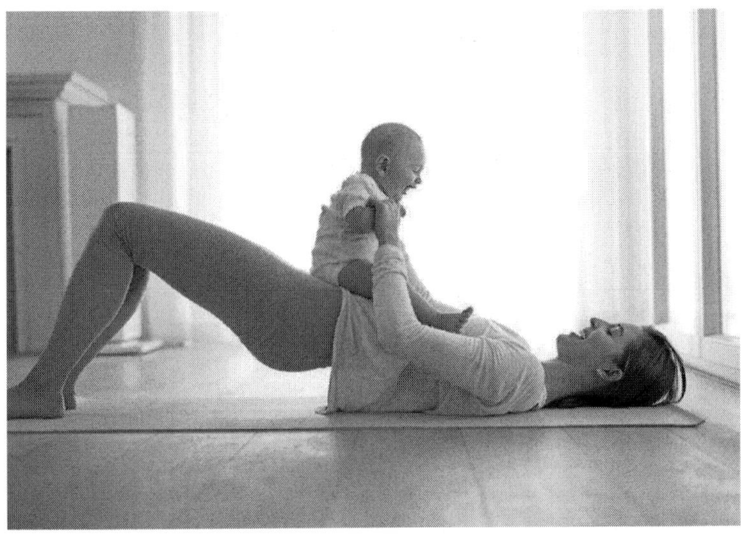

Bild von https://blog.johnsonfitness.com/blog/post-pregnancy-core-workout/

Welcher Sport hilft wirklich?

CARDIOTRAINING

Die einen schwören darauf, die anderen versuchen es zu meiden, so gut es geht. Zum Cardiotraining gibt es im Sport zwei Meinungen. Fest steht eines: Ein intensives Cardiotraining verbrennt viele Kalorien und fördert das kardiovaskuläre System. Sprich, es ist gesund für unser Herz-Kreislauf-System und verbessert auf Dauer den Fettstoffwechsel. Um besonders gezielt Fett zu verbrennen, hat es sich als effektiv erwiesen, eine Mischung aus Kraft- und Ausdauertraining ins Training einzubauen.

Was genau umfasst Cardiotraining?

Dank seiner Vielschichtigkeit lässt sich in ein abwechslungsreiches Cardiotraining eine Menge einbauen. Sei es das Rudern auf dem Ruderergometer im Fitnessstudio, das Schwimmen langer Bahnen im See oder im Meer, auf dem Mountainbike durch Wälder fahren und noch vieles anderes. Viele verbinden Cardiotraining mit stundenlangem Arbeiten auf dem Stepper oder Laufband. Das ist jedoch kein Muss. Im Gegensatz zu vielen anderen Sportarten, lässt sich jede Form von Cardio an der frischen Luft durchführen. Allerdings benötigt man dann in den meisten Fällen zusätzliches Equipment wie ein Rad, Skier oder ein Rudergerät.

Joggen, walken und schwimmen hingegen, funktionieren wunderbar ohne Extraausstattung, abgesehen von Bekleidung, und lassen sich deswegen auch sehr gut von Menschen betreiben, die beruflich viel unterwegs sind und nicht permanent die Option haben, auf ihr Fitnessstudio oder auf Kurse zurückzugreifen.

Welche Form von Cardiotraining verbrennt am meisten Kalorien?

Allgemein lässt es sich schwer bestimmen, welches Training am meisten verbrennt. Zum einen ist es abhängig von der Anzahl der beanspruchten Muskeln. Da man beim Joggen beispielsweise größere Teile der Muskulatur benötigt, verbrennt man hier mehr Kalorien als beim Radfahren, da dort nicht das volle Körpergewicht getragen wird. Ein weiterer Faktor ist allerdings auch, wie lange sich die jeweiligen Sportarten durchführen lassen. Eine Stunde joggen ist für die meisten noch kein Problem. Wenn es aber mal etwas länger gehen soll, geht das Laufen bei Nicht-Profi-Sportlern schnell auf Knie und Hüfte, während das Radfahren auch noch eine Stunde länger durchgeführt werden könnte, ohne dass die Muskeln nachgeben. Je länger die Einheit gehen würde, würde man dort also mehr Kalorien verbrauchen.

Entscheidend ist also, wie viel Zeit sich für das Cardiotraining eingeräumt werden kann. Wer in der Mittagspause Lust auf Bewegung hat und dabei möglichst viel verbrennen möchte, wird beim Joggen mehr erreichen als beim Radfahren.

Ein weiterer wichtiger Aspekt ist die Intensität des Trainings. Unabhängig davon, um welche Art von Cardiotraining es sich handelt, wird bei längeren Einheiten mit moderater Intensität prozentual am meisten Fett verbrannt. Jedoch fördert eine anstrengendere Einheit die allgemeine Fitness deutlich mehr und wirkt sich positiv auf das Herz-Kreiskauf-System aus.

Wie oft sollte Cardiotraining wöchentlich eingebunden werden?

Generell muss unterschieden werden, wie viel Zeit sich für das Training in der Woche freigeräumt werden kann. Wer in der Woche 5 Mal Zeit für das Training findet und sich mit dieser Routine wohlfühlt, kann eine ganz andere Grundfitness erreichen, als jemand, der es aus verschiedenen Gründen nur 2 Mal pro Woche schafft. Allgemein gesagt, ist es gut für die

Gesundheit, wenn Cardiotraining überhaupt stattfindet. Einige Sportarten, wie beispielsweise Crossfit, Tennis oder Fußball, haben Cardioelemente mit im Programm, was im Allgemeinen schon sehr förderlich für die Fitness ist. Wie bereits erwähnt, ist es für ein möglichst effektives und fettverbrennendes Training optimal, Kraft- und Ausdauertraining zu mischen. Je nach Möglichkeit wird ein moderates Ausdauertraining von mindestens 3 Mal in der Woche für rund 30 Minuten pro Einheit empfohlen, um eine langfristige Leistungssteigerung zu erzielen.

Wer das nicht gewährleisten kann, sollte versuchen, seine Wege möglichst mit dem Fahrrad zurückzulegen und einmal in der Woche die Zeit für joggen, schwimmen oder Ähnliches zu finden. Für kurze knackige Workouts mit Cardioeinheiten bietet sich auch HIIT gut an.

Die ideale Mischung

Kraft- und Ausdauertraining ergänzen sich perfekt. Während beim Krafttraining die aufgebaute Muskulatur den allgemeinen Grundumsatz an Kalorien erhöht, fördert Ausdauertraining – wie der Name schon ahnen lässt – die Ausdauer und ermüdet den Körper außerhalb von intensiven Krafteinheiten nicht zu sehr. Bei einem erhöhten Kaloriengrundumsatz darf mehr gegessen werden, wenn es das Ziel ist, Muskeln aufzubauen. Wenn Sie den Fokus allerdings mehr auf das Abnehmen legen, können Sie neben dem Krafttraining, wie bisher gewohnt, weiter essen und bauen so automatisch Fett ab. Das funktioniert zwar auch mit Ausdauertraining, indem man den Körper mit der zusätzlichen Aktivität in ein Kaloriendefizit bringt, allerdings formt Ausdauersport für sich alleine den Körper nicht auf die gleiche Art wie Krafttraining.

Fazit

Ausdauertraining in jeglicher Form eignet sich in Kombination zum Krafttraining ideal, um sowohl die körperliche Fitness und Gesundheit zu stärken als auch Kalorien und Fett zu verbrennen. Wichtig ist dabei, dass Sie darauf achten, Ihren Körper nicht zu stark bei Cardioeinheiten zu belasten, da die Regenerationszeit sonst sehr lange dauern wird und der Körper, je nach Art des Ausdauersports, sehr stark beansprucht wird. Insbesondere Anfänger sollten langsam starten und auf ihre Gelenke und Bänder achten. Ein gründliches Warm-Up und Dehnen nach dem Ausdauertraining ist wichtig und beugt Verkürzungen und Verletzungen vor. Für Menschen mit belasteten Gelenken und weniger vorhandener Grundfitness eignen sich Radfahren, Wandern und Schwimmen besser als langes intensives Laufen. Wer bereits sehr viel Sport getrieben hat, sollte versuchen, Cardiotraining an weniger kraftintensiven Tagen miteinzubauen. Eine Mischung aus lockeren Einheiten und anspruchsvollerem Intervall-Training bilden eine gute Basis, um Sie langfristig gesund zu halten, nebenbei abzunehmen und Ihre Fitness voranzubringen.

HIGH INTENSITY INTERVALLTRAINING (HIIT)

HIIT, oder auch High Intensity Intervalltraining, ist eine beliebte Mischung aus Ausdauer- und Kraftsport, welche sich dadurch auszeichnet, dass mit kurzen, aber sehr fordernden Intervallen mit kurzen Ruhepausen, schnell viel Fett verbrannt wird.

Daher ist es eine oft gewählte Methode, um abzunehmen. Die Intervalle setzen sich aus kürzeren, sehr anstrengenden Übungseinheiten und Ruhepausen zum Beruhigen des Pulses zusammen. Dabei könnte die Dauer der durchgeführten Übungen unter maximaler Belastung typischerweise auf 50 Sekunden festgelegt werden, während die restlichen 10 Sekunden bis zur vollen Minute zur Regeneration genutzt werden. Dann könnte die Übung gewechselt werden. Beliebte Übungen des HIIT sind beispielsweise Burpees, Seilspringen, Jumping Squats oder Box- und Kickkombinationen. Die Dauer einer Trainingseinheit beschränkt sich meistens auf 20-45 Minuten. Aufgrund der starken körperlichen Belastung bei kurzen Pausen und der vielen genutzten Muskelgruppen, hat sich dieser Sport als sehr effektiv herausgestellt, um sowohl die allgemeine körperliche Fitness zu stärken als auch den Fettstoffwechsel anzuregen. Beim HIIT werden im Schnitt 30 Prozent mehr Kalorien verbrannt, als bei Cardioeinheiten wie joggen oder schwimmen. Selbst lange nach dem Training bleibt der Stoffwechsel weiter in Arbeit, was zur Folge hat, dass man auch, ohne effektiv weiter zu trainieren, Kalorien verbrennt. Dabei spricht man vom sogenannten „Nachbrenn- oder Afterburn-Effekt".

Wichtig ist, dass Menschen ohne vorherige sportliche Erfahrung, langsam in das Training einsteigen, um ihre Muskulatur vorab auf ein Level zu bringen, auf dem weiter aufgebaut werden kann. Direkt zu Beginn 5 Einheiten in der Woche zu absolvieren, würde das Verletzungsrisiko erhöhen, wenn keine Grundfitness gegeben ist.

Woraus setzt sich HIIT zusammen?

Die Sportart setzt auf zwei wesentliche Bestandteile zur schnellen Fettverbrennung. Zum einen ist die Intensität des Trainings entscheidend. Die Teilnehmer sollen bei den Workouts an ihre Grenzen gehen und sich und ihren Körper weiter pushen, als sie es sich zuhause auf der Yogamatte zumuten würden. Denn je mehr die Muskeln arbeiten müssen, desto mehr Sauerstoff wird gebraucht. Ziel ist es dabei, die maximale Sauerstoffaufnahme zu erhöhen. Körperlich fitte Menschen sind in der Lage, mehr Sauerstoff im Training zu verwerten und deswegen bessere Leistungen zu erzielen, weil sie länger durchhalten. Einfach runtergebrochen könnte also gesagt werden, dass sich die Leistungsfähigkeit erhöht, je mehr Sauerstoff vom Körper im Training aufgenommen und verwertet werden kann.

Der zweite Bestandteil sind die Intervalle. Die Kombination aus belastenden Phasen und kurzen Ruhephasen kurbeln den Stoffwechsel weitaus stärker an als Workouts mit gleichmäßiger Belastung. So verbrennt man bei 20 Minuten HIIT mehr Kalorien als bei 20 Minuten Training mit gleichbleibender Belastung.

Für wen ist HIIT geeignet?

Grundsätzlich ist diese Trainingsmethode für jeden passend, der bereits über eine solide Grundfitness verfügt, und die einzelnen Bewegungsabläufe der Übungen kennt und umsetzen kann. Wenn beispielsweise 50 Sekunden Squats (Kniebeugen) auf dem Plan stehen, ist es wichtig, vorher zu wissen, wie ein Squat sauber ausgeführt wird. Sonst läuft man Gefahr die Bewegung innerhalb der 50 Sekunden immer falsch auszuführen und damit seine Knie und Gelenke zu schädigen. Wer die Grundlagen allerdings erlernt hat, findet mit HIIT eine sehr effektive Möglichkeit, um sowohl seine Fitness schnell zu verbessern als auch sein Körperfett zu reduzieren und ein ganz neues Körpergefühl zu entwickeln.

CROSSFIT

Crossfit vereint als geschützte Sportart konstant variierende Übungen aus dem Functional Training, welche bei hoher Intensität performt werden müssen. Dabei sind Übungen aus verschiedenen Sportarten, wie beispielsweise Gewichtheben, Kunstturnen und dem reinen Functional, vertreten. Der große Vorteil des Crossfit? Langweilig wird dieser Sport bestimmt nicht. Ganz im Gegenteil. Am Anfang kann er ziemlich einschüchternd sein. Schließlich trainieren hier Menschen aller Fitnesslevels miteinander. Dabei kann man allerdings jede Übung, je nach Wohlbefinden und Leistungsstand, skalieren und sich langfristig von den fortgeschritteneren Sportlern unterstützen und motivieren lassen.

Besonders praktisch: Da die Kurse in Kleingruppen stattfinden und es in diesem Sport normal ist, sich gegenseitig anzufeuern und zu pushen, werden Sie garantiert bei jeder einzelnen Einheit aus Ihrer Comfort-Zone kommen müssen. Das hat zur Folge, dass Sie sehr schnell einen Leistungsfortschritt feststellen werden und je nach angepasster Ernährung extrem schnellen Fettverlust bemerken werden. Dem Sport haftet das Vorurteil an, dass insbesondere Frauen sehr muskulös werden. Das kann natürlich passieren, wenn Sie es darauf anlegen. Athleten, die in diesem Sport 8-10 Einheiten pro Woche absolvieren, sehen natürlich sehr definiert aus. Wer aber nur Fett verbrennen möchte und nicht an einem Sixpack arbeiten will, braucht sich nicht zu sorgen. Auch beim Crossfit bekommt man den nicht hinterhergeschmissen.

Wie sieht ein Crossfit Workout aus?

Am Anfang einer jeden Einheit steht ein Warm Up, welches auf die kommenden Übungen ausgerichtet ist, und dementsprechend gezielt bestimmte Gelenke und Muskeln aufwärmt. In der Regel ist das Warm Up so aufgebaut, dass man schon ziemlich ins Schwitzen kommt.

Ein beispielhaftes Warm Up könnte aus 3 Runden mit 5 Klimmzügen (für Anfänger unterstützt mit einem Terraband), 10 Liegestützen (auch hier durch Ausführungen auf den Knien skalierbar), 15 Kniebeugen und 60 Durchschlägen beim Seilspringen bestehen. Eine komplette Einheit ist in der Regel auf 1-1,5 Stunden ausgelegt. Nach dem Warm Up geht es dann ans Eingemachte.

Je nachdem, wie der Trainer die Einheit aufteilt, könnte es entweder direkt an das sogenannte **WOD (Workout of the day)** gehen oder es wird vorab ein **Strenght-Part** zum Aufbau bestimmter Muskeln und dem Verbessern gezielter Übungen geben. So ein Strenght-Part könnte beispielsweise den Fokus auf Kniebeugen mit der Langhantel legen. Dabei wird üblicherweise eine Wiederholungsanzahl festgelegt, welche innerhalb einer vollen Minute absolviert werden muss und je nach

Leistungsstand minütlich mit Gewicht gesteigert werden muss. Würde dieser Strenght-Part also auf 10 Minuten ausgelegt werden, könnte der Trainer fordern, pro Minute 6 Wiederholungen zu absolvieren. Schafft man diese 6 Wiederholungen in 45 Sekunden, hat man die restlichen 15 Sekunden Pause, bis die 2. Minute beginnt und das Spiel von vorne losgeht.

Das WOD bildet den Abschluss der Einheit. Je nach WOD müssen die Übungen entweder alleine, als Paar oder in einer Gruppe absolviert und dementsprechend aufgeteilt werden.

Beispielhaftes WOD im Crossfit

In 30 Minuten müsste man zu zweit als sogenanntes „Buy In" 400 Seilsprünge absolvieren.

Darauf folgen dann 100 Wall Balls (einen gewichteten Ball auf eine bestimmte Höhe gegen eine Wand werfen und in der Kniebeuge (Squat) fangen) mit 9/6kg für Männer/Frauen, 90 Kettlebell-Schwünge, 80 Sit-Ups, 70 Kalorien auf dem Ruder-Ergometer, 60 Ausfallschritte mit Gewicht pro Bein, 50 Burpees (Hock-Strecksprünge mit Liegestütz), 40 Thruster (Kombination aus Kniebeuge und Push Press mit Gewicht), 30 Kettlebell Snatches (Gewicht aus dem Stand über den Kopf reißen), 20 Toes to Bar (Hang an der Stange und durch Schwung Kontakt zwischen Stange und Zehenspitzen herstellen), 10 Klimmzügen und als Buy-Out 100 Box Jump Overs (Seiten abwechselndes Springen über eine Box).

Sie merken schon, diese Workouts haben absolut das Potenzial, jeden an sein Limit zu bringen und regen durch die kontinuierliche Muskelerschöpfung und Anstrengung des Herz-Kreislauf-Systems sowohl Fettverbrennung als auch Muskelaufbau und verbesserte Kondition an. Auch der so genannte Nachbrenner stellt sich hier schnell ein. Das bedeutet, dass der Kalorienverbrauch auch Stunden nach dem Workout erhöht wird.

Dieser Sport bietet also neben echtem Suchtpotenzial eine fantastische Gelegenheit, um sowohl die körperliche Verfassung zu verbessern als auch neue Kontakte zu knüpfen und Trainingspartner zu finden. Anders als in anderen Sportarten und Fitnessstudios wird hier nämlich gezielt in konstanten Gruppen trainiert. Hier macht niemand nur sein eigenes Ding.

Über kurz oder lang trainiert jeder mit jedem und man kennt den Leistungsstand des jeweils anderen und freut sich gemeinschaftlich über Erfolge, wie beispielsweise den ersten Handstand-Liegestütz oder ein besonders hohes Gewicht beim Kreuzheben.

Sollten Sie neugierig geworden sein, informieren Sie sich, wo sich in Ihrem Umfeld eine entsprechende Box (so wird im Crossfit die Trainingslokalität genannt) befindet. Je nach gewünschter Kursanzahl pro Woche, kostet eine Mitgliedschaft im Schnitt zwischen 80-150 Euro. Einige Fitnessstudios bieten mittlerweile auch schon Kurse an, welche zwar nicht im gleichen Umfang eine individuelle Leistungssteigerung im Blick haben, aber trotzdem schweißtreibende Workouts für das kleinere Budget anbieten.

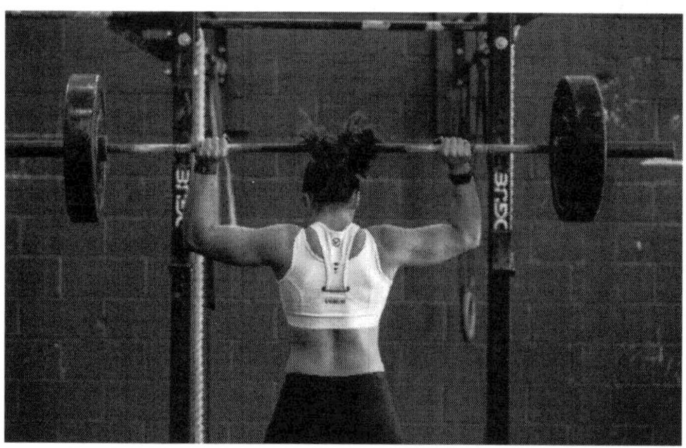

Bild von John Arano via Unsplash

BOXEN

Zugegeben, rät man einer Frau sich einen Sport zu suchen, der ihr gefällt und sich gut für eine neue Routine eignet, dann denkt sie vermutlich nicht als Erstes daran, sich im Boxen auszuprobieren. Mit Boxern verbindet man etwas finster guckende große Männer mit mehrfach gebrochenen Nasen und blutigen Augen. Doch Boxduelle im Ring machen nur einen Teil der Sportart aus. Im Wesentlichen setzt sich der Sport aus einer Mischung aus Koordinations-, Schnelligkeits-, Kraft- und Ausdauertraining zusammen. Die ideale Kombination also, um sowohl Fett zu verbrennen als auch Muskeln aufzubauen und nebenbei das Gehirn in Schwung zu halten. Gerade zu Beginn wird der Sport hauptsächlich in kleineren Gruppen trainiert.

Wer später die Grundlagen beherrscht, kann diese auch zuhause an dem allseits bekannten Boxsack weiter perfektionieren. Durch die intensive Beanspruchung diverser Muskelgruppen kommt der Körper schnell auf Temperatur. Pro halbe Stunde werden bei einem effektiven Training bis zu 400 Kalorien verbrannt.

Besonders schön: Da der Fokus kontinuierlich beim Gegenüber liegt, merkt man während des Trainings selbst kaum, welche Muskelgruppen alle gleichzeitig angesprochen werden. Irgendwann werden Sie ein Brennen in den Armen spüren, da die kraftvollen Schläge irgendwann an den Energiereserven zehren, aber trotzdem werden nebenbei noch viele weitere Bereiche in Anspruch genommen, auch wenn man es im Moment des Geschehens nicht wahrnimmt. Neben der Armmuskulatur werden hier auch die Schultern, Bauch und Rücken, sowie die Waden in Form gebracht.

Über die Dauer des Trainings werden Bewegungsabläufe trainiert und vorangetrieben. Das erfordert neben Kraft auch Schnelligkeit und

Konzentration. Körper und Geist sind permanent in Bewegung und arbeiten. Das hat nicht nur einen extrem positiven Effekt auf Ihre Figur, sondern auch auf Ihre mentale Ausgeglichenheit. Boxen bietet eine gute Pause vom Alltag, da hier neben den fordernden Übungen mit Trainern und Mittrainierenden keine Zeit für abschweifende Gedanken ist.

Boxen im Verein, im Fitnessstudio oder zuhause?

Die vielfältigen Vorteile der Sportart sind mittlerweile auch in den Studios dieser Welt angekommen und so könnten Sie durchaus Erfolg haben, wenn Sie einen Boxkurs in Ihrer Nähe suchen. Der große Vorteil des Vereinsboxens ist natürlich der professionell geschulte Trainerstab und die Ausstattung. Neben viel Platz findet man in einem Verein alles, was das Boxerherz sich wünschen kann. Von einem Sparring über Boxsäcke und Springseile kann sich an allem ausprobiert werden.

Darüber hinaus bietet ein Verein eine feste Gemeinschaft, die bei Fitnessstudios nicht zwangsläufig gegeben ist. Dieser festen Gruppe kann man beim stärker werden zusehen und selbst ein Teil davon sein. Viele Vereine veranstalten selbst kleine Events und fahren zu Schaukämpfen, was die Zusammengehörigkeit untereinander noch verstärkt, und Sie auch an Regentagen motivieren wird, sich auf den Weg zum Training zu machen.

Fitnessstudios bieten neben einem weitaus günstigeren Preis allerdings die Flexibilität, sich nicht ausschließlich aufs Boxen beschränken zu müssen. Wer sich außerdem nicht im Sparring sieht, kann in den Kursen das Üben der Grundlagen genießen und sich trotzdem mit authentischen Bewegungen und unter sicherer Anleitung auspowern. Abhängig vom Fitnessstudio kann es auch hier erfahrene und gute Boxtrainer geben, welche das Training abwechslungsreich und intensiv gestalten. Da das Üben im Ring hier wegfällt, wird der Fokus primär auf Übungen wie Seilspringen, Schattenboxen, Kombinationsschläge zu zweit und

Sandsack-Boxen beschränkt.

Wer gern in seinen eigenen 4 Wänden bleibt, um zu trainieren, kann sich mit Hilfe von einem Springseil, einem Lacrosse- oder kleinerem Schaumstoffball und einem Boxsack alles nach Hause holen, was es benötigt, um die grundlegenden Voraussetzungen des Boxens zu trainieren. Es empfiehlt sich allerdings, nicht bei 0 anzufangen, wenn man den Boxsack zuhause aufhängt. Sinnvoller wäre es, die Grundlagen zuerst unter Aufsicht eines qualifizierten Trainers zu erlernen, um etwaige Verletzungsrisiken zu minimieren.

Die größten Abnehmmythen

VEGETARIER SIND SCHLANKER ALS FLEISCHESSER.

Leider schützt die Ernährungspräferenz nicht vor einer zu hohen Aufnahme von Kohlenhydraten, ungesunden Fetten, zuckerhaltigen Getränken, Süßigkeiten und anderen Dingen, die zu ungeliebten Extrapfunden führen. Wer es darauf anlegt, kann also auch als Vegetarier übergewichtig werden.

NACH 18 UHR ZU ESSEN, MACHT DICK.

Dieser Mythos hält sich schon wirklich lange und hartnäckig. Jedoch hat der Auf- und Abbau von Fett wenig mit der Tageszeit zu tun, sondern schlicht und ergreifend mit den über den Tag aufgenommenen Kalorien. Wer unter seinem Grundumsatz bleibt, nimmt ab, wer darüber geht, nimmt zu. Völlig unabhängig von der Tageszeit. Eine viel sinnvollere Faustregel wäre, nach dem Abendessen auf Naschen zu verzichten und den Kopf so langfristig darauf einzustellen, dass der Körper nach dem Abendbrot keine weiteren Kalorien mehr verarbeiten muss.

VON CARDIOTRAINING NIMMT MAN AB, MUSKELTRAINING DAGEGEN MACHT ZU MUSKULÖS.

Natürlich verbrennt man beim Joggen, Rad fahren, etc. Kalorien, aber vergleicht man klassisches Cardiotraining mit Krafttraining, fällt auf, dass entgegen der Annahme, ein schnellerer Kalorienverbrauch beim Krafttraining erfolgt. Zudem definiert das Krafttraining gezielt die Muskeln, während das Cardiotraining bis auf die speziell angesteuerte

Muskelgruppe keine Wirkung auf den Tonus hat. Vergleicht man zum Beispiel Zeit und Kalorienverbrauch eines durchschnittlichen Läufers bei einem Marathon, so landet dieser mit knapp 4 Stunden Bewegung bei rund 2380 Kalorien, während man in derselben Zeit beim Krafttraining nur etwas über 3 Stunden benötigt. Und entgegen der Sorge vieler Frauen, muss man keine Bedenken mit zwei Mal Krafttraining pro Woche haben, auszusehen, als würde man professionell Bodybuilding betreiben. Darauf arbeiten viele Frauen mit speziellen Ernährungs- und Trainingsplänen jahrelang hin. Trotzdem ist ein gewisses Maß an Cardiotraining sinnvoll, da es das Herz-Kreislauf-System gesund hält und die Kondition stärkt.

LIGHT- ODER PROTEINPRODUKTE HELFEN BEIM ABNEHMEN.

Bei beiden gilt: Zutatenliste und Nährwerttabelle lesen. Nur weil Light-Produkt darauf steht, muss es nicht weniger Kalorien beinhalten als das reguläre Produkt. Oft arbeiten die Hersteller mit diversen Tricks, um ihre Produkte entweder besser dastehen zu lassen – beispielsweise, indem sie zuckerfrei auf das Packaging schreiben, aber mit anderen Zuckerarten arbeiten, oder solche Süßstoffe verwenden, die dem Körper einen höheren Kalorienkonsum versprechen, letztlich aber nicht liefern, was häufig dazu führt, dass man bei anderen Mahlzeiten unbewusst mehr zugreift, um das Gehirn zu befriedigen.

Und auch wenn – Proteinprodukte haben mit Abnehmen nicht viel zu tun, nur weil sie mit Sport und damit mit durchtrainierten Körpern assoziiert werden. Ein Proteinriegel hat durchschnittlich marginal weniger Kalorien als ein regulärer Schokoriegel. Wie der Name schon sagt, ist hier lediglich ein erhöhter Proteingehalt vorhanden. Es hilft nur in Kombination mit den richtigen Produkten – denn auch hier gibt es einige schwarze Schafe – und regelmäßigen Trainingseinheiten beim Muskelaufbau, da Muskeln zum Wachsen Eiweiß benötigen.

STRIKTE VERBOTE SIND DAS A UND O BEIM ABNEHMEN.

Wer so anfängt, hat das Scheitern quasi schon miteingeplant oder wird auf lange Sicht vermutlich sehr unglücklich und verdrossen auf seine Mahlzeiten schauen. Man tendiert generell dazu, sehr übermotiviert in „Operation Abnehmen“ zu starten und oftmals geht das einher mit Sätzen wie „von jetzt an trinke ich keinen Alkohol mehr…“, „esse keine Schokolade mehr...“, „gibt es jeden Tag Salat statt heißen und deftigen Gerichten…“ Für einen kurzen Zeitraum ist das auch kein Problem, aber auf Dauer wird es schwierig, durchzuhalten, und die Tendenz, die Kontrolle zu verlieren und in einen Überkonsum zu verfallen, steigt. Stattdessen ist es sinnvoll, eine gute Mitte zu finden. Das könnte sein, dass man sich einmal in der Woche beim Auswärts-Essen-gehen etwas gönnt oder am Wochenende Alkohol beim Essen oder Ausgehen trinkt. So verliert man auf lange Sicht nicht die Motivation und lernt die kleinen Ausnahmen zu schätzen und versteht sie auch als Ausnahmen.

Nie wieder Heißhunger – die besten Tipps zum Standhaft bleiben

Es ist ein weitverbreitetes Problem. Kaum haben wir uns entschieden, unsere Ernährung umzustellen und heißgeliebte Snacks und Extraportionen zu verbannen, schon schleichen sich Bilder von Spaghetti-Eis und Blasen schlagendem Käse aus dem Ofen in unseren Kopf. Doch wie umgeht man Heißhunger und erspart sich so mentalen Stress?

WIE ENTSTEHT HEIßHUNGER?

Das Verlangen nach meist kalorienhaltigen Produkten wird in unserem Gehirn freigesetzt. Dort wird bei Konsum dieser Lebensmittel ein Lustgefühl ausgelöst, was zur Folge hat, dass sie in unserem Gehirn als Belohnung abgespeichert werden und bei Einnahme Glückshormone ausgeschüttet werden. Fühlen wir uns später gestresst oder traurig, versucht unser Gehirn, uns mit den Produkten, bei denen wir uns in der Vergangenheit gut gefühlt haben, „aufzuheitern". Das passiert übrigens auch, wenn wir diese Produkte mit bestimmten Personen oder Umständen assoziieren. Bestellt man beispielsweise immer mit der gleichen Gruppe an Freunden Pizza oder Sushi, werden Sie unweigerlich Appetit auf diese Produkte bekommen, wenn Sie diese Freunde wiedersehen.

Dieser Vorgang ist dem einer Sucht sehr ähnlich. Problematisch ist zudem, dass das Verlangen nach diesen Produkten immer stärker wird, je häufiger wir uns der Versuchung hingeben, was sich auch negativ auf unseren Körperfettanteil auswirkt.

Ein weiterer Grund für das starke Verlangen nach fettigen und süßen Lebensmitteln liegt in der Evolution. Früher sicherten diese Produkte unser Überleben. Genau mit diesem Urinstinkt spielt die Lebensmittel- und Fast-Food-Industrie, und bringt immer wieder neue Produkte auf den Markt, die nur dafür gemacht sind, uns kurzfristig zu befriedigen, sodass wir uns bald Nachschub holen wollen.

Wer übrigens lange Zeit an starkem Übergewicht leidet, entwickelt eine Unempfindlichkeit für Leptin. Dieses Hormon ist dafür zuständig, uns zu signalisieren, wann wir satt sind. Doch wenn der Körper nicht mehr auf Leptin reagiert, weiß das Gehirn nicht mehr, wann unsere Speicher ausreichend aufgefüllt sind. Das hat zur Folge, dass extrem übergewichtige Menschen so viel essen können, wie sie wollen – sie werden nicht satt.

1. Kaufen Sie mit Bedacht ein

Was Sie nicht auf Vorrat haben, können Sie nicht essen. Was so einfach klingt, ist bereits eine gute Möglichkeit, um sich vor ungewollten Snack-Attacken zu schützen. Oft reden wir uns ein, dass wir dringend einen Snack brauchen, wenn wir wissen, dass wir welche im Haus haben. Besonders verlockend ist es, wenn eine Schublade, ein Glas oder Ähnliches voller Süßigkeiten bereitsteht. Die oberste Regel sollte also sein, niemals hungrig einkaufen zu gehen, um nicht doch in einem spontanen Anflug eine Tafel Schokolade in den Einkaufswagen zu legen. Wenn es schon Snacks sein müssen, achten Sie darauf, dass es gesunde Alternativen wie Maiswaffeln, gefrorene Früchte oder Zartbitterschokolade sind. Aber auch diese Snacks sollten in Maßen konsumiert werden.

2. Trinken Sie Wasser

Oft kann es sein, dass Sie bei Heißhunger gar nicht hungrig sind und nicht mal Appetit verspüren, sondern eigentlich dehydriert sind. Die Signale des Körpers, dass wieder Flüssigkeit benötigt wird, kommen denen von Heißhunger sehr nahe. Eine einfache Faustrechnung, um die ideale Menge an Wasser für sich zu errechnen, ist folgende: Multiplizieren Sie Ihr Körpergewicht mit 35. Das Ergebnis ist die erforderliche Wassermenge in Milliliter. Wenn Sie das nächste Mal glauben, Heißhunger zu verspüren, trinken Sie ein großes Glas Wasser und warten Sie kurz, ob sich das Gefühl von alleine legt. Vor einer Mahlzeit ein Glas Wasser zu trinken, wirkt außerdem appetitdrosselnd.

3. Eiweiß hält länger satt

Wer langfristig mehr eiweißhaltige Produkte in seine Ernährung einbindet, bleibt länger satt und verspürt nach der Mahlzeit weniger Appetit. Ein ausgewogenes eiweißreiches Frühstück kann Sie für mehrere Stunden gut sättigen, ohne das Verlangen nach Naschereien aufkommen zu lassen.

4. Essen Sie regelmäßig

Eine feste Mahlzeitenroutine vermindert das Aufkommen von Heißhungerattacken. Sobald Ihr Blutzuckerspiegel zu weit nach unten abgefallen ist, lässt der übermächtige Appetit auf fettige und süße Produkte nicht lange auf sich warten. Diese Reaktion soll Sie vor Unterzuckerung schützen. Wer dagegen feste Zeiten für seine Mahlzeiten hat, wird sich weitaus seltener in dieser Situation wiederfinden. Wichtig: Insbesondere nach einer anstrengenden Trainingseinheit, sollten Sie Ihren Körper schnell mit benötigten Nährstoffen versorgen. Eine Mischung aus Eiweiß und Wasser versorgen Sie ideal und begünstigen das Muskelwachstum.

5. Planen Sie Ihre Mahlzeiten

Vor allem bei langen Tagen auf der Arbeit, bei denen Sie nicht viel Zeit haben, sich um eine gesunde Mahlzeit zu kümmern, ist es Gold wert, bereits hochwertige Gerichte vorgekocht und schnell griffbereit zu haben. Es ist hilfreich, sich feste Tage zum Vorkochen zu nehmen. Auf diese Weise können Sie sich in Ruhe mit der Planung Ihrer Gerichte auseinandersetzen und sind für die kommenden Tage bestens ausgerüstet. Auch ein paar gesunde Snacks sollten Sie mit einplanen. Wenn es Sie auf der Arbeit dann doch einmal überkommt, oder die Mittagspause leider wegen Termindruck ausfällt, können Sie die Zeit bis zur nächsten Pause gut überbrücken, ohne auf kalorienhaltige Alternativen zurückgreifen zu müssen.

Gut zu wissen: In Streifen geschnittenes Gemüse mit Quark lässt sich in Frischhaltedosen im Kühlschrank für mehrere Tage aufbewahren, ohne an Geschmack oder Konsistenz zu verlieren. Auch ein paar Äpfel und Reiswaffeln sind immer gute Begleiter am Arbeitsplatz.

6. Legen Sie ungesunde Gewohnheiten ab

Oft entsteht Heißhunger durch vertraute Situationen, mit denen wir Süßigkeiten oder Fast Food verbinden. Wer regelmäßig im Bett nascht, wird dort häufiger das Verlangen nach seinen alten Lieblingssnacks bekommen. Besonders heftig wird das Gefühl, wenn wir viel Zeit haben. Das gilt genauso für die Couch. Aus diesem Grund raten Experten dazu, dass das Essen in jeglicher Form ausschließlich an einem separaten Ort, getrennt von Bett und Couch stattfinden zu lassen. Der Esszimmertisch ist dafür ideal. So erstellt das Gehirn keine Assoziation zwischen Naschen und Ihren liebsten Plätzen zum Entspannen her. Für wen dieser Rat allerdings zu spät kommt, der sollte versuchen, seine alten Gewohnheiten aufzubrechen. Versuchen Sie, sich abzulenken, wenn der Heißhunger aufkommt. Hilfreich dafür wäre ein Spaziergang, Sport oder Ähnliches. Alternativ könnte, anstelle der ersehnten Süßigkeit oder des Lieferdienstes, auch einfach eine Tasse Tee und ein Apfel zubereitet werden, um Ihren Kopf vom Naschen abzubringen. Sie werden sehen, dass es nicht lange dauert, bis die neue Gewohnheit adaptiert ist.

7. Gönnen Sie sich ausreichend Schlaf

Wer nicht genug schläft, neigt eher zu Heißhungerattacken. Das liegt daran, dass über den Tag verteilt größere Mengen des Hormons Ghrelin produziert werden. Dieses Hormon steuert unseren Hunger. Während mehr Ghrelin produziert wird, sinkt die Herstellung von Leptin – dem Hormon, dass für unsere Sättigung zuständig ist. In dieser Kombination ist es bei ungenügendem Schlaf bis zu 55% wahrscheinlicher, dass Sie über den Tag immer wieder Heißhunger verspüren. Es wird vermutet, dass der Körper so versucht, trotz der unzureichenden Erholung genug Energie für den Tag zu generieren. Dem kann vorgebeugt werden, indem darauf geachtet wird, mindestens 7-8 Stunden zu schlafen. Auch die Qualität des Schlafs ist dabei entscheidend. Versuchen Sie, grelle Bildschirme vor dem Einschlafen zu vermeiden und möglichst immer zur selben Zeit ins Bett zu gehen, damit der Kopf sich langfristig darauf einstellen kann, zu einer festen Zeit müde zu werden. So werden Sie am nächsten Tag von Heißhunger verschont.

8. Nehmen Sie sich Zeit für Genuss

Wer sich hin und wieder gern etwas Fettiges oder Süßes gönnt, sollte dabei auch kein schlechtes Gewissen haben. Im Leben geht es schließlich um Balance. Schwierig wird es erst, wenn man diese Ausnahmen nicht entsprechend würdigt. Wenn Sie sich ein Stück Schokolade oder eine Pizza genehmigen, genießen Sie diesen Umstand auch. Schalten Sie den Fernseher aus, legen Sie das Handy aus der Hand und richten Sie Ihre volle Aufmerksamkeit auf den Genuss. Mindful eating – wie sich dieser Vorgang nennt – ist entscheidend für einen guten Umgang zu gesunden als auch ungesunden Lebensmitteln. Auf diese Weise laufen Sie nicht

Gefahr, zu viel zu essen. Nebenbei lassen sich einzelne Aromen viel besser erschmecken, wenn man sich auf die Geschmäcker konzentriert.

9. Umgehen Sie Stress, so gut es geht

Stress ist neben Trauer einer der größten Auslöser für Heißhunger. Auch wenn es Menschen gibt, die bei Stress absolut nichts essen können, kommt bei der Mehrheit der Menschen der Appetit erst dann so richtig in Gang. Und da in stressigen Situationen die Zeit fehlt, um sich mit seiner Mahlzeit entsprechend zu befassen, landet oft viel zu viel im Magen. Zudem führt Stress dazu, dass große Mengen an Cortisol ausgeschüttet werden. Diese sorgen dafür, dass ein Großteil der aufgenommenen Kalorien im Bauch angelagert werden.

10. Halten Sie Ihre Heißhungerattacken schriftlich fest

Was zunächst sehr befremdlich klingen mag, ist eine gute Methode, um das eigene Essverhalten ein wenig im Blick zu behalten. Dabei geht es nicht darum, dass zu jeder Mahlzeit ein langer Roman geschrieben wird. Es reicht schon, wenn Sie sich grob notieren, was Sie zum Frühstück, Mittag oder Abendbrot gegessen haben und welche Snacks eventuell dazwischen noch verzehrt wurden. So kommen später keine unangenehmen Überraschungen, wenn ein geliebtes Kleidungsstück auf einmal nicht mehr passt. Wer möchte, kann auch über eine App seine Mahlzeiten festhalten und sich die einzelnen Nährwerte anzeigen lassen. So hat man immer den perfekten Überblick darüber, ob man sich über den Tag gut versorgt hat und ob hier und da eventuell Anpassungen der Ernährungsgewohnheiten sinnvoll wären.

Abschließend - nehmen Sie sich Zeit, um stolz auf sich zu sein

Neben all den perfekten Körpern, die man im Fernsehen oder in den sozialen Medien sieht, ist eines ganz wichtig: Stellen Sie Ihre Gesundheit immer an die erste Stelle. Wer sich mit ein paar Kilos weniger auf der Waage wohler fühlen würde, sollte seine alten Essgewohnheiten überdenken und nach Möglichkeit einen Sport finden, der Spaß bringt, oder diesen häufiger integrieren.

Wichtig ist aber auch, den Unterschied zwischen mediengemachter Perfektion und einem gesunden Körper zu verstehen. Es ist völlig in Ordnung, hier und da ein wenig Cellulite zu haben, so lange ausreichend Bewegung in den Alltag integriert ist und man sich rundum wohl fühlt. Wenn Sie sich also dafür entschieden haben, ein gesünderes Leben zu führen, ganz egal wie wenig es sich eigentlich aufgrund von Terminen, Familie oder anderen Umständen in Ihren Alltag integrieren lässt, dann nehmen Sie sich auch ab und an die Zeit und seien Sie stolz auf sich. Nehmen Sie sich einen Moment der Wertschätzung dafür, was Sie mit Ihrem Körper alles schaffen können und wie positiv er auf Bewegung und ausgewogene Ernährung reagiert.

Vielleicht haben Sie bereits ein paar Kilo abgenommen oder schaffen es seit ein paar Wochen, regelmäßig Ihre Mahlzeiten vorzukochen? Halten Sie sich nicht immer nur vor, wieviel Luft noch nach oben ist, sondern sehen Sie die Fortschritte, die Sie aus eigener Willenskraft bisher geleistet haben. Denn auch unsere Psyche hat einen wesentlichen Einfluss darauf, wie wir aussehen, wie wir uns geben und wie gesund wir langfristig sind.

Achten Sie darauf, sich selbst wertzuschätzen, auch dann, wenn noch nicht alles so aussieht, wie Sie es sich wünschen. Jeder Körper ist anders und braucht unterschiedlich lang, um sich zu verändern. Seien Sie selbst dabei Ihr Maßstab. Sich mit Menschen zu vergleichen wird Ihnen nicht guttun. Insbesondere nicht, wenn es sich um Menschen handelt, bei denen Ihnen gänzlich der Einblick in den Alltag fehlt. Supermodels, Instagram Stars und generell alle prädestinierten Vorbilder aus den Medien, sollten nicht als Vergleich für Ihren persönlichen Fortschritt stehen.

Letztlich gibt es den perfekten Körper nur mit Photoshop und wenn Sie an sich arbeiten und sich am Ende des Tages stark und gesund fühlen, dann ist das das Beste, was Ihnen passieren kann, und Sie haben allen Grund, stolz auf sich zu sein.

Quellenverzeichnis

Beitrag „Die größten Diätfallen“-„zu wenig Schlaf“ https://www.fitbook.de/health/die-perfekte-schlafdauer-fuer-jedes-alter, https://www.spiegel.de/gesundheit/diagnose/licht-von-handy-laptop-und-tablet-stoert-schlaf-a-1003928.html, 03.05.2020

Beitrag „Low Carb Ernährung“ https://www.brain-effect.com/magazin/low-carb-diaet, https://www.focus.de/gesundheit/ernaehrung/abnehmen/ohne-hungern-und-kalorien-zaehlen-die-fuenf-effektivsten-methoden-zum-abnehmen_id_7769987.html, https://eatsmarter.de/ernaehrung/ernaehrungsplaene/low-carb-ernaehrungsplan-0, 29.04.2020, Jessica Bolewski

Beitrag „Ketogene Ernährung“ https://eatsmarter.de/abnehmen/diaeten/ketogene-diaet, 29.04.2020, https://www.primal-state.de/ketogene-ernaehrung/, Janis Budde, 02.05.2020, https://www.primal-state.de/bulletproof-coffee/, Janis Budde, 02.05.2020

Beitrag „Mittelmeer-Diät“ https://www.fitundleicht.de/ernaehrung/diaeten/mittelmeer-diaet/, 01.05.2020

Beitrag „Weight Watchers“ https://www.stern.de/gesundheit/ernaehrung/diaet/diaeten-im-check—so-funktioniert-weight-watchers-3532574.html, Christine Kirchhoff, Sonja Helms, https://www.focus.de/gesundheit/ernaehrung/abnehmen/tid-13150/serie-die-besten-diaeten-8-weight-watchers-punkte-zaehlen-in-der-gruppe-ein-tagesplan-der-weight-watchers-diaet_aid_363350.html, https://www.essen-und-trinken.de/diaet/84240-rtkl-weight-watcher-diaet, 01.05.2020

Beitrag „Fasten“ https://www.quarks.de/gesundheit/ernaehrung/wie-gut-ist-fasten/, **Franziska Lehnert,** https://eatsmarter.de/ernaehrung/gesund-ernaehren/intervallfasten, Maja Seimer und Dr. med. Matthias Riedl, 01.05.2020

Beitrag „Intervallfasten 16:8“ https://eatsmarter.de/abnehmen/gesund-abnehmen/abnehmen-mit-fasten, Aaron Jöcker, 06.05.2020

Beitrag „Intervallfasten 5:2“, https://www.fitforfun.de/abnehmen/diaeten/52-diaet-rezept-schlank-mit-der-52-diaet-237902.html, Redaktion FIT FOR FUN, 06.05.2020, https://www.ugb.de/fasten-heilfasten/abnehmen-mit-intervallfasten/, J. Feichtinger, 06.05.2020

Beitrag „Vegan abnehmen“ https://www.peta.de/top-10-vegane-protein-quellen, 08.05.2020, https://vegawatt.de/vegan-leben/veganer-wir-sind-mehr-als-wir-glauben, 08.05.2020, https://utopia.de/ratgeber/vegane-ernaehrung-vorteile-moegliche-risiken-und-mythen-im-check/, Enya Unkart, 08.05.2020,
https://eatsmarter.de/abnehmen/gesund-abnehmen/vegan-abnehmen, Aaron Jöcker, 08.05.2020

Beitrag „Eltern“ https://www.eltern.de/gesundheit-und-ernaehrung/ernaehrung/rezepte-abnehmen-mit-baby.html?page=3, 28.04.2020, https://www.fitpregnancy.com/parenting/postnatal-health/the-postpartum-exercise-plan-for-moms-who-cant-wait-to-get-back-to-it, 05.05.2020

Beitrag „Cardio“ https://modusx.de/abnehmen-durch-cardio/, https://eatsmarter.de/abnehmen/abnehmen-mit-sport/schnell-abnehmen-mit-gewichten-oder-cardio, 29.04.2020

Beitrag „Crossfit“ https://crossfit-nordlicht.de/mit-crossfit-abnehmen, 22.04.2020

Beitrag „Boxen“ https://eatsmarter.de/gesund-leben/fitness/boxen-sich-schlank, 30.04.2020

Beitrag „Heißhunger“ https://eatsmarter.de/ernaehrung/gesund-ernaehren/10-tipps-gegen-heisshungerattacken, Aaron Jöcker, 07.05.2020

Wir danken Ihnen für Ihr Interesse und Ihr Vertrauen. Als Dankeschön dafür, haben wir eine besondere Überraschung. Wir haben exklusiv für Sie einige Tipps, um Fett zu verlieren. Mit diesen können Sie dem Jojo-Effekt den Kampf ansagen. Das Beste daran: Sie erhalten diese vollkommen kostenlos. Das klingt wunderbar? Dann warten Sie nicht lange und holen Sie sich Ihr Gratis-Geschenk.

Hier geht es zu Ihrem Gratis-Geschenk:

https://forms.gle/RFs1ADsVm9tuxysC7

1. **Öffnen Sie die Kamera-App auf Ihrem Smartphone und richten Sie die Kamera auf den QR-Code.**
2. **Klicken Sie auf den Link, der Ihnen angezeigt wird und schon werden Sie zur Website weitergeleitet.**

Impressum

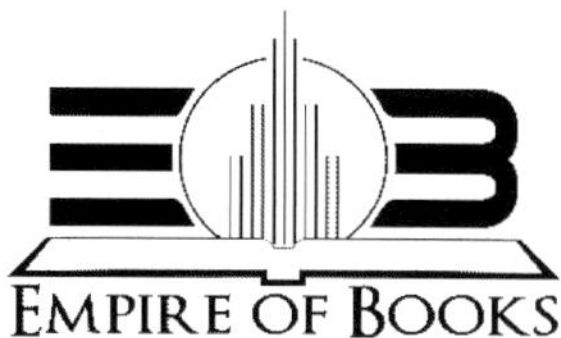

Vertreten durch: EoB – Empire of Books
Herausgeber: Malik & Mähleke GmbH
Kontakt: Malik & Mähleke GmbH / Stresemannstraße 84 / 22769 Hamburg
Coverfoto: Shutterstock

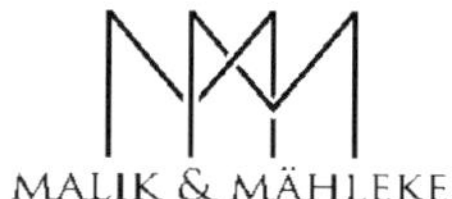

Haftungsausschluss:

Die Nutzung dieses Buches und die Umsetzung der enthaltenen Informationen, Anleitungen und Strategien erfolgt auf eigenes Risiko. Der Autor kann für etwaige Schäden jeglicher Art aus keinem Rechtsgrund eine Haftung übernehmen. Haftungsansprüche gegen den Autor für Schäden materieller oder ideeller Art, die durch die Nutzung oder Nichtnutzung der Informationen bzw. durch die Nutzung fehlerhafter und/oder unvollständiger Informationen verursacht wurden, sind grundsätzlich ausgeschlossen. Rechts- und Schadenersatzansprüche sind daher ausgeschlossen. Dieses Werk wurde sorgfältig erarbeitet und niedergeschrieben. Der Autor übernimmt jedoch keinerlei Gewähr für die Aktualität, Vollständigkeit und Qualität der Informationen. Druckfehler und Falschinformationen können nicht vollständig ausgeschlossen werden. Es kann keine juristische Verantwortung sowie Haftung in irgendeiner Form für fehlerhafte Angaben vom Autor übernommen werden.

Die bereitgestellten Analysen, Vorschläge, Ideen, Meinungen, Kommentare und Texte sind ausschließlich zur Information bestimmt und können ein individuelles Beratungsgespräch nicht ersetzen. Alle Informationen dieses Buches entsprechen dem Kenntnisstand zum Zeitpunkt des Verfassens dieses Buches. Eine Haftung für mittelbare und unmittelbare Folgen aus den Informationen dieses Buches ist somit ausgeschlossen. Informieren Sie sich weitläufig aus unterschiedlichen Quellen und bedenken Sie, dass am Ende nur Sie für die Kauf- oder Verkaufsentscheidung verantwortlich sind.

Urheberrecht: